国家出版基金项目
NATIONAL PUBLICATION FOUNDATION

总策划　复旦大学医学科普研究所

总主编　樊　嘉　院士　董　健　所长

营养专家

聊健康热点

高　键　孙建琴　刘景芳

（主　编）

U0198444

上海科学技术文献出版社
Shanghai Scientific and Technological Literature Press

图书在版编目（CIP）数据

营养专家聊健康热点 / 高键，孙建琴，刘景芳主编 . —上海：上海科学技术文献出版社，2024

（医学专家聊健康热点 . 复旦大健康科普丛书 / 樊嘉，董健主编）

ISBN 978-7-5439-9055-5

Ⅰ . ①营…　Ⅱ . ①高…②孙…③刘…　Ⅲ . ①营养学　Ⅳ . ①R151

中国国家版本馆 CIP 数据核字（2024）第 075333 号

书稿统筹：张　树
责任编辑：王　珺
封面设计：留白文化

营养专家聊健康热点

YINGYANG ZHUANJIA LIAO JIANKANG REDIAN

高　键　孙建琴　刘景芳　主编
出版发行　上海科学技术文献出版社
地　　址　上海市淮海中路 1329 号 4 楼
邮政编码　200031
经　　销　全国新华书店
印　　刷　商务印书馆上海印刷有限公司
开　　本　720mm×1000mm　1/16
印　　张　16.5
字　　数　205 000
版　　次　2024 年 10 月第 1 版　2024 年 10 月第 1 次印刷
书　　号　ISBN 978-7-5439-9055-5
定　　价　68.00 元

http://www.sstlp.com

丛书编委会

总主编：樊　嘉（中国科学院院士、复旦大学附属中山医院
　　　　　院长）

　　　　董　健（复旦大学医学科普研究所所长、复旦大学附
　　　　　属中山医院骨科主任）

编委会委员（按姓氏笔画排序）：

丁　红	王　艺	毛　颖	仓　静	李　娟	杨　震	吴　炅
吴　毅	汪　昕	张　颖	陈　华	林　红	周　俭	姜　红
洪　维	徐　虹	高　键	虞　莹	丁小强	马晓生	王小钦
王达辉	王春生	亓发芝	任芸芸	华克勤	刘天舒	刘景芳
江孙芳	孙建琴	孙益红	李小英	李益明	余优成	沈锡中
宋元林	陈海泉	季建林	周平红	周行涛	郑拥军	项蕾红
施国伟	顾建英	钱菊英	徐辉雄	郭剑明	阎作勤	梁晓华
程蕾蕾	臧荣余	漆祎鸣	谭黎杰			

本书编委会

主　编：高　键　孙建琴　刘景芳

副主编：吴沙莎　徐丹凤

编　者（按照姓氏笔画排序）：

马妮娜　王　珏　王星然　王婷雪　王新月　仇静婷　田　芳

朱　好　阴传敏　杨　青　吴　江　吴　焱　汪　琼　汪毓诚

张家瑛　张静天　陈　敏　邵春海　宗　敏　胡　蓉　姜立经

费嘉庆　徐　嬿　徐春芸　徐柳青　凌轶群　高海蓉　郭子恺

总序

　　上海医学院创建于 1927 年，是中国人创办的第一所"国立"大学医学院，颜福庆出任首任院长。颜福庆院长是著名的公共卫生专家，还是中华医学会的创始人之一，他在《中华医学会宣言书》中指出，医学会的宗旨之一，就是"普及医学卫生"。上海医学院为中国医务界培养了一大批栋梁之材，1952 年更名为上海第一医学院。1956 年，国家评定了首批，也是唯一一批一级教授，上海第一医学院入选了 16 人，仅次于北京大学，在全国医学院校中也是绝无仅有。1985 年医学院更名为上海医科大学。2000 年，复旦大学与上海医科大学合并组建成复旦大学上海医学院。历史的变迁，没有阻断"上医"人"普及医学卫生"的理念和精神，各家附属医院身体力行，努力打造健康科普文化，形成了很多各具特色的科普品牌。

　　随着社会的发展，生活方式的改变，传统的医疗模式也逐渐向"防、治、养"模式转变。2016 年，习近平主席在全国卫生与健康大会上强调"要倡导健康文明的生活方式，树立大卫生、大健康的观念，把以治病为中心转变为以人民健康为中心"。自此，大健康的概念在中国普及。所谓"大健康"，就是围绕人的衣食住行、生老病死，对生命实施全程、全面、全要素地呵护，是既追求个体生理、身体健康，也追求心理、精神等各方面健康的过程。"大健康"比

"健康"的范畴更加广泛，更加强调全局性和全周期性，需要大众与医学工作者一起参与到自身的健康管理中来。党的二十大报告提出"加强国家科普能力建设"，推进"健康中国"建设，"把人民健康放在优先发展的战略地位"，而"健康中国"建设离不开全民健康素养的提升。《人民日报》发文指出，医生应把健康教育与治病救人摆在同样重要的位置。健康科普的必要性不言而喻，新时期的医生应该是"一岗双责"，一边做医疗业务，同时也要做健康教育，将正确的防病治病理念和健康教育传播给社会公众。

为此，2018年12月26日，国内首个医学科普研究所——复旦大学医学科普研究所在复旦大学附属中山医院成立。该研究所由国家科技进步二等奖获得者董健教授任所长，联合复旦大学各附属医院、基础医学院、公共卫生学院、新闻学院等搭建了我国医学科普的专业研究平台，整合医学、传媒等各界智慧与资源，进行医学科普创作、学术研究，并进行医学科普学术咨询和提交政策建议、制定相关行业规范，及时发布权威医学信息，打假网络医学健康"毒鸡汤"，改变网络上的医疗和健康信息鱼龙混杂让老百姓无所适从的状况，切实满足人民群众对医学健康知识的需求，这无疑是对"上医精神"的良好传承。

为了贯彻执行"大健康"理念和建设"健康中国"，由复旦大学医学科普研究所牵头发起，组织复旦大学上海医学院各大附属医院的专家按身体系统和"大专科"的分类编写了这套"医学专家聊健康热点（复旦大健康科普）丛书"，打破了以往按某一专科为核心的科普书籍编写模式。比如，将神经、心脏、胃肠消化、呼吸系统的科普内容整合，不再细分内外科，还增加了肿瘤防治、皮肤美容等时下大众关注的热门健康知识。本丛书共有18本分册，基本涵盖了衣食住行、生老病死等全生命周期健康科普知识，也关注心理和精神等方面的健康。每个分册的主编均为复旦大学各附属医院著名教授，都是各专业的领军人物，从而保证了内容的权威性和科学性。

　　丛书中每个小标题即是一个大众关心的医学话题或者小知识，这些内容精选于近年来在复旦大学医学科普研究所、各附属医院自媒体平台上发表的推文，标题和内容都经过反复斟酌讨论，力求简单易懂，兼具科学性和趣味性，希望能向大众传达全面、准确的健康科普知识，提高大众科学素养和健康水平，助力"健康中国"行动。

樊嘉

中国科学院院士

复旦大学附属中山医院院长

董健

复旦大学医学科普研究所所长

复旦大学附属中山医院骨科主任

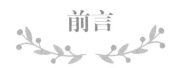

前言

　　饮食营养对于人体健康来说是不可或缺的重要一环，合理的饮食方式不仅可以预防慢性疾病的发生，还可以提高生活质量。在这个信息爆炸的时代，营养和健康的话题无处不在，从社交媒体到日常生活，人们对如何吃得更健康充满了疑问和好奇。《营养专家聊健康热点》一书，正是在这样的背景下应运而生的。希望通过这本书为读者解答疑问，消除误区，提供全面、实用的营养指导，让人们更好地了解饮食营养和健康膳食的重要性，并根据自身的情况找到适合自己的饮食方式。

　　本书共有 15 个章节，包含了多篇营养热点科普文章，以通俗易懂的方式，介绍了不同类型的营养知识。根据目录中的章节可以找到以下几个大类：

　　1. 基础营养知识：吃什么，怎么吃，去哪学

　　2. 节假日膳食：逢年过节的饮食建议

　　3. 日常饮食习惯：良好的饮食习惯可以提高日常饮食的质量

　　4. 食物的选择与烹饪：如何选择食材、合理的烹饪方式是什么

　　5. 不同人群的营养知识：母婴健康、女性健康和老年健康

　　6. 健康体重：如何评价自身营养状态，如何维持健康身材

　　7. 疾病营养：常见病与慢性病如痛风、糖尿病等疾病相关的营

养知识

8.术前术后营养：不同手术的术前术后所需要的营养知识

9.癌症预防营养：真实、严谨、科学的防癌营养知识

本书由多位供职于顶级三甲医院的营养专家和营养师共同编写完成，从最初的文章收集到最后的定稿审核都经过了严格的筛选和分类，最终呈现在读者面前的是一本高水准、实用性强的营养分册。希望通过本书能为广大读者提供多样、严谨、易懂的营养知识，了解合理的饮食和健康的生活方式。

衷心希望本书能够成为广大读者的健康生活指南，通过阅读本书，对健康饮食有更深入的理解，学会如何选择和搭配食物，合理安排饮食，从而提升自己和家人的健康水平，帮助您在追求健康的道路上，更加从容和自信。

高键

中国营养学会老年营养分会副主任委员

复旦大学附属中山医院营养科主任

刘景芳

中国营养学会临床营养分会副主任委员

复旦大学附属华山医院临床营养科主任

孙建琴

中国营养学会常务理事

复旦大学附属华东医院营养学科带头人

上海市老年营养健康质控中心主任

2024 年 5 月

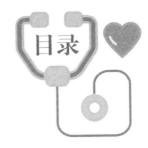

目录

总序 ………………………………………………………………… 1

前言 ………………………………………………………………… 1

健康挚友热点问题

吃什么更有营养? …………………………………………… 2

营养不是食疗，更不是偏方治病 …………………………… 5

什么样的营养保健书籍才适合您? ………………………… 12

新版《中国居民膳食指南（2022）》亮点解读 …………… 15

佳节美肴热点问题

春节期间饮食的健康提醒 …………………………………… 22

年夜饭也要吃得安心健康 …………………………………… 25

给端午节的营养小贴士 ……………………………………… 28

中秋珍馐美馔，营养学家来把关 …………………………… 31

菊黄蟹肥　食之有道 ………………………………………… 34

人如其食热点问题

"1234"保证摄入充足优质蛋白，提高免疫力 …………… 38

碳水是身体里的通用货币，不能戒掉啊 …………………… 41

临床常见问题 Q&A ··· 45

低碳生活从少吃一口开始 ······································· 48

颜色背后的营养密码 ··· 50

从膳食中寻找"抗炎"的力量 ································· 54

饮食习惯热点问题

营养早餐也有"三件套","满分早餐"推荐 ················· 58

分餐不分爱,健康饮食新生活 ································· 63

自助餐也要吃出健康 ··· 66

会看会选热点问题

食品外包装上的这个表,该怎么看? ························· 70

奶制品选购指南 ··· 76

羊奶比牛奶更营养?别再被商家骗了 ····················· 78

喝豆浆不如喝牛奶?来给豆浆正个名 ····················· 81

掌握这些知识点,做一名合格的"吃瓜群众" ··········· 84

健康吃鸡翅 ··· 86

秋天的第一杯奶茶,真的太"甜"了 ····················· 90

素食、粗粮是否多多益善? ····································· 92

烹饪高手热点问题

说说煲汤的误区 ··· 96

用好你家的小盐勺 ··· 100

别让你家的控油瓶束之高阁 ··································· 102

母婴健康热点问题

抱歉!补充它,宝宝并不能更聪明 ························· 106

产后新妈妈的营养饮食建议·······109

坐月子忌生冷，宜大补？产后体重要这样管理······113

女性健康热点问题

更年期女性的饮食营养建议·······118

预防乳腺癌，从健康饮食做起·······120

老年健康热点问题

老年人会吃，少得病·······126

老年人吞咽障碍的饮食治疗策略·······131

"存钱不如存肌肉"——认识肌少症·······137

健康体重热点问题

早上吃不下，晚上吃不饱，这可怎么减肥？·······144

身材焦虑后，带来的是健康饮食焦虑·······148

久坐等于慢性自杀——"肌"不可失·······150

常见疾病热点问题

如何有效地控制高血压·······158

痛风患者看过来，超详细的饮食指南·······160

防便秘饮食方案·······165

如何从饮食上有效预防骨质疏松？·······167

想要骨骼健康，除了补钙，还要重视这三种营养素·······169

补钙会补出肾结石吗？·······172

慢阻肺患者的健康饮食指导·······175

术前术后热点问题

手术前，你必须了解的一件事 …………………………………… 180

术后早期进食，这样做更加安全有效 …………………………… 184

骨科疾病术后，该怎么吃？ ……………………………………… 187

肠道手术后，怎么吃才好？ ……………………………………… 191

胃做了手术，怎么吃才好？ ……………………………………… 197

糖尿病饮食热点问题

教"糖尿病患者如何吃" …………………………………………… 202

糖尿病患者怎么吃主食 …………………………………………… 206

糖尿病患者怎样喝粥？ …………………………………………… 210

这两种维生素糖友们千万不能缺 ………………………………… 213

心血管疾病饮食热点问题

心血管病患者如何选择烹调油？ ………………………………… 216

心血管病患者喝咖啡好吗？ ……………………………………… 220

饮酒究竟是"伤心"，还是"护心"？ …………………………… 223

饮食防癌热点问题

7 个饮食习惯宜致癌，这里有 10 条防癌建议 ………………… 228

"抗癌食物"不是多多益善 ……………………………………… 232

营养，恶性肿瘤治疗中不可忽视的后盾 ………………………… 234

恶性肿瘤患者常见症状的营养指导 ……………………………… 237

食管癌患者的营养管理 …………………………………………… 240

结直肠癌患者的营养管理 ………………………………………… 245

No. 1656818

处方笺

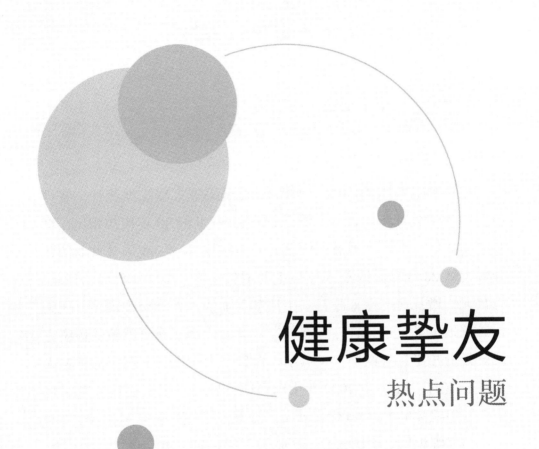

健康挚友

热点问题

医师：＿＿＿＿＿＿＿＿＿＿＿

临床名医的心血之作……

吃什么更有营养？

在中国老百姓的心中，"吃"一直是头等大事。据统计，我国目前的餐馆数量已超过了 400 万家，和 20 世纪 80 年代初相比，增加了 100 倍左右。中国烹饪协会的一组数据显示，我国餐饮业的营业额连续 20 年都保持着 10% 以上的增长速度，2022 年已经达到 4.4 万亿元，增长速度令人瞠目。生活节奏加快、人际交往增多，让人们频繁地走进餐馆，它已经在一定程度上代替了在家就餐的传统方式。最近几年，餐饮外卖又火了，白领、大学生、宅在家的年轻人成了忠实的"粉丝"。2022 年中国在线订餐用户规模达到了 5.21 亿人，一年就卖出了近 60 亿份外卖。

但仔细想想，中国人真正"吃饱"的时间才 40 年而已。在"吃不饱"之前，人的烦恼只有一个。而当人"吃饱"后，人就有了无数的烦恼。人们在满足口腹之欲之后，却发现原来吃得太"多"，吃得太"好"，吃不平衡也会带来疾病。超重和肥胖、血脂异常、高血压和糖尿病，几乎已经成了外食一族的标配疾病。过去，人们喜欢吃哪一道菜，更多是考虑其口味，而很少想它有什么营养，现在人们从健康出发，开始关注食物的营养问题了。

作为医院的营养师，笔者经常遇到这类提问：吃什么更有营养？牛奶能吃吗？豆制品能吃吗？吃什么能减肥？什么食物不能吃？很多人认为，只要多吃有营养的食物，不吃没营养的食物，就能获得健康。可是，世界上根本就不存在"最有营养"的食物，因为每种食物都不是完美的，都既有优点，也有缺陷。从营养学的角度来讲，要获得良好的营养，不能简单地依靠或避免某种或某几种食物，而应该依靠多种多样的食物互相搭配，形成良好的膳食结构，这才是最重要的。某种食物对获得良好营养固然有用，但其作用与膳食结构相比，却是次要的、第二位的，膳食结构的作用才是最重要的、第一位的。营养学里有一句非常著名的话："没有不好的食物，只有不好的膳食。"营养的好坏不取决于某一种食物，而取决于整体的膳食结构。现在各种健康养生节目非常多，大家讲来讲去，不是讲某某食物的好处，就是讲某某食物的坏处，今天这个节目可以把一种食物捧上天，明天就可能有专家警告你这种食物有诸多问题。微信上流传的各种关于食物和营养的养生知识非常多，甚至多到了互相矛盾的地步，让人无所适从。其实，每一种食物都无所谓"好"或者"坏"，关键是它的数量以及与其他食物的搭配比例。或者说，单独地说食物的"好"或者"坏"都没有太大的意义，必须放到整体的膳食结构中去评价才有意义。

最近 40 年，随着我国生产力和经济水平的迅猛发展，我国居民的营养与健康状况得到进一步改善，但罹患慢性非传染性疾病成为更加突出的健康问题，我国正面临着营养缺乏与营养结构失衡的双重挑战。超重和肥胖、血脂异常、原发性高血压和糖尿病等各种慢性非传染性疾病发病率明显上升，已成为威胁中国人健康的突出问题。现代营养科学研究表明，膳食高能量、高脂肪和少体力活动与超重、肥胖、糖尿病和血脂异常的患病风险密切相关，而高盐饮食与高血压密切相关，饮酒也与高血压和血脂异常有关。而脂肪摄入最多、体力活动最少的人，患上述各种慢性病的机会最多。

　　吃是人类的本能，吃饭更是人人都会，但把饭吃得科学，就不一定人人都会了。每人都在吃，每天都在吃，但"吃里有乾坤，吃中有高下"。吃也有很多学问，也需要专业的指导。利用食物中的营养成分预防疾病的发生，辅助疾病的治疗，在我国已经有悠久的历史。随着现代医学的发展，临床营养学已经成为一门独立的学科，在临床医疗中的地位也受到整个医学界的重视，营养科也成为医院中一个非常重要的医疗部门。另一方面，随着生活水平的不断提高，中国人的疾病谱发生了很大的改变，以高血压、糖尿病、心血管疾病为主的慢性非传染性疾病已经成为威胁我国居民健康的首要问题。营养治疗不再仅仅是防治营养缺乏病或辅助支持的手段，而是许多营养相关慢性病的预防和治疗的基础。通过营养教育和营养指导，改善膳食结构，调理营养状况，对超重、肥胖、高血压、高血脂、糖尿病、脂肪肝、高尿酸、痛风、心脑血管疾病、部分肿瘤、胆囊炎、胆石症等疾病能降低其发病率，减少药物使用频率，降低并发症发生率、致残率和死亡率，起到药物治疗不可替代的防治作用。

（高键）

营养不是食疗，更不是偏方治病

最近 20 年，中国的慢性病发病率以井喷之势迅猛增长，目前确诊慢性病患者已经超过 2.6 亿人。以心脑血管疾病、糖尿病、恶性肿瘤、慢性呼吸系统疾病等为主的慢性非传染性疾病已经占到总死亡率的 85% 以上，成为人类健康的最大"杀手"。另一方面，随着生活条件的改善，人们越来越注重自身的养生保健，在这些慢性病尚无有效治愈手段的情况下，简单易行的"食疗"也就越来越受到人们的追捧。食疗源于中国传统文化，中国的食疗养生传统距今至少已有 3000 年的历史。"食疗"之所以在中国深入人心，与传统中医药文化有很大的关系，更与如今依然不健全的医疗保障体系以及社会公众科学素养普遍不高有很大关系。进入互联网时代后，信息流通更加发达和便利，一些以讹传讹的"食疗偏方"传播得更加广泛，诸如"鱼胆明目""苦瓜降糖""红枣补血"，还有现代人杜撰出来的"抗癌效果比化疗药强一万倍的柠檬水"。这些都反映了人们对食疗的认识其实存在很多误区。

误区一：药食同源，所有食物都可以治慢性病

中国历来有"医食同源""药食同源"的理论，人们在采集食

物的过程中，经过不断尝试逐渐得出了食物也可以治病的结论，认为有很多东西既是食物又是药物。而这些东西在中医上的一些记载也为食疗提供了重要的理论依据和素材来源。国家卫健委还曾经公布过包含87种食物的"药食两用物品名单"。这至少表明了并不是所有食物都能治病，有一定药效的仅是一小部分。纵观这个名单，既包括我们日常食用的大枣、山药、刀豆、赤小豆、黑芝麻，也包括很多人从来没有接触过的蝮蛇、乌梢蛇、鲜白茅根、黄芥子、代代花。究竟哪些食物可以进入这个名单？依据什么标准？进入名单的这些食物究竟能治哪些病？如何使用？其安全性和有效性究竟如何？在这些关键信息都无从得知的情况下就贸然进行食疗，实在难以让人放心。

食物就是食物，人们吃食物的目的不是治病，而是从食物中获取营养，预防由于营养缺乏和营养不均衡导致的疾病。没有什么食物会像药物一样，能立竿见影、治病救人。食物不是治病的特效药，患上慢性病后，如果不及时治疗，日常生活也不加以注意，只迷信所谓食疗的作用，反而会贻误病情。食物与药物的区别，就在于食物能经常吃，让身体发生改变的能力比较弱。而药物则不同，药物会显著地改变身体机能，进而治疗疾病。我们经常可以见到一些患者根据自己的经验说"吃了某种食物之后病好了"，但这并不代表食物真的起到了治疗作用。疾病可能是自愈的，很多疾病本来不需要治疗也可以自愈，比如感冒、口腔溃疡。很多所谓的治疗效果其实是心理暗示作用，如高血压、失眠、胃和十二指肠溃疡等疾病的治疗效果很容易受主观因素的干扰。很多在网上流传的所谓"食疗"的偏方、秘诀、技巧，绝大多数都不可靠。如果把"食疗"当作治疗慢性病的药方来迷信，就更不可取了。

误区二：只要是食疗，就安全无毒

很多人认为，既然是用食物进行治疗，那么就应该是安全无毒的。而在实际进行食疗时却自作主张添加一些疗效和安全性并不明确的中药材。很多食疗配方往往也只强调其可食性、安全性，淡化其毒性，这会增加不良反应出现的风险。例如，身体壮实之人如果用人参进行食疗，反而会导致出现胸闷腹胀等不适症状。又如，作为药食两用的决明子常用来泡茶，很多人认为喝决明子茶来通便或降血压是很安全的，其实不然，由于决明子中含有大黄酚、大黄素等致泻成分，故不适宜脾胃虚寒、脾虚泄泻者服用。还有研究发现，决明子有促进子宫收缩的作用，孕妇出现妊娠高血压时千万不要用决明子来降压，以免诱发早产等。只要食疗中采用了药物，不管是否真的是药食两用，也必然有一定的不良反应。既然是药物，怎么会完全无毒无不良反应？很多毒副作用不是没有，而是很多人不知道。号称可以明目的鱼胆就含有很强的胆汁毒素，即使经过加热也不容易被破坏，生吞也好，熟食也罢，都极有可能导致中毒。让人感到疑惑的是，很多人对加工食品中的防腐剂和添加剂战战兢兢，非常胆小，唯恐受其害，而对一些安全性不明的食疗偏方却十分胆大，甚至不假思索地就敢尝试道听途说来的食疗偏方。很多偏方号称"以毒攻毒"，其实含有毒性物质，很容易造成健康危害，甚至产生致命危险。有的癌症患者偏信"冬眠的癞蛤蟆可以抗癌"，结果食用后导致食物中毒，甚至过敏性休克。

很多迷信食疗的人还有这么一种误区，认为食疗就要天天吃，顿顿吃。一听说某种食物对某种疾病有效，就拼命地吃，恨不得天天霸着这种食物不放。有一天三顿吃苦瓜降糖的，也有天天吃芹菜降压的。食物只是食物，即便有药性，也只能起到辅助作用，没有必要整天抓着不放。吃得太多，反而会受其害。不管多好的营养和食物，当身体对它的需求达到某一标准的时候，再补充，就有可能成"毒"或是成"害"了。

误区三：什么人都可以用同样的食疗方子

很多神奇"食疗方子"的惯用伎俩是夸大疗效，夸大范围，号称对多种疾病、男女老少通通有效，其实这本身就违反了中医辨证施治的原理。每个人的年龄、性别、疾病状态、饮食起居情况都不一样，就是同样的疾病也有不同程度，不同阶段，不同症状，怎么能简单地套用同样的食疗方子？中医也讲究"虚则补之"，同样反对没有根据的盲目乱补。千人一方的盲目乱补或补之有过反而会有损健康。况且，很多疾病的表现并不具有特异性，食欲不振、头昏脑涨、心悸、失眠、疲倦，这些症状在很多完全不同的疾病中都会出现。如果没有明确的疾病诊断，就盲目地根据自身症状尝试食疗，不但不能吸收利用营养，反而会雪上加霜，产生危害。比如，有些市民自购人参、阿胶、鹿茸等各种滋补中药进行所谓的食疗，若不对证，就会引火攻身，出现胸腹饱胀，痰湿日困，欲补身反致祸害。食疗方的制订绝不是单纯几种食物或中药的堆积，不加辨识地盲目尝试食疗，反而会带来健康隐患。使用食疗前，最好咨询医生，让医生根据你的具体情况判断是否适宜采用。

误区四：慢性病可以用偏方治愈

其实论名字，"偏方"二字倒很客观。它已经明确地告诉我们，这条路并非"正道"。近几年来，一些自称"养生专家"的人，频繁登上各种媒体平台，用种种神奇"偏方"吸引老百姓的眼球。很多患者偏信这些伪专家的"偏方"，不但延误了病情，还造成了新的危害。有一个"养生专家"说，吃生泥鳅可以治很多病，很多人吃了生泥鳅后，把寄生虫吃进肚子，导致生病。用芒硝治百病的"神

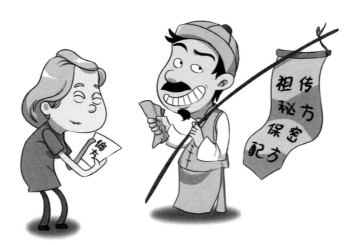

图 1

医"治死了不少人，最终锒铛入狱。吹嘘绿豆、茄子治百病的"京城最贵中医"自己也因为中风进了医院。这些"伪专家"之所以能够骗得百姓的信任，一方面因为他们真的很能吹，而且总是用非常绝对化的语言，比如"一吃就好""百分之百有效""一招见效无需上医院"；另一方面，也因为他们说的养生道理，并非所有的都是谬论，而是鱼目混珠，真假相伴。不明就里的普通市民难以辨别，容易上当。人体是一个非常复杂、精致的整体，我们身体里的每一个组织器官，每一个细胞内的成分都是来源于我们的食物中的营养素。食物和营养当然对我们的健康很重要。饮食营养不均衡确实会造成很多慢性疾病，这已经被很多研究所证实。而很多疾病的治疗过程中，适当的营养治疗也可以起到辅助作用，但这并不意味着食疗偏方可以脱离正规治疗单独治病。其实，食疗偏方也不是中国的特产，国外也曾流行，不过近几百年来，他们通过对"偏方"的研究，发现大多数是无效的，而在我国这项工作尚未引起足够的重视。

癌症、心血管疾病、糖尿病的食疗"偏方"之所以会屡屡受到追捧，一方面是因为这些疾病目前确实没有立竿见影的治愈方法，另一方面也反映出人们往往容易在所谓的"偏方"面前失去科学理性的判断。患者及患者家属很容易被"不用打针、不用吃药、不用放疗化疗，只要吃我的食疗偏方"等词语所打动。其实，类似的用词恰恰暴露了缺乏科学依据的"信号"，真正的医学专家都不会这样说。多数偏方是没有效果的，即便有效也不会有宣称的那么"神奇"。我们应该知道，即使是科技发展到今天的水平，人类对自身的认识还是非常有限的。癌症、心血管疾病、糖尿病这些慢性病都是多种因素导致的复杂疾病，根本不存在以一概全的解决方法。很多慢性病确实是可防可治，但治疗的过程都离不开规范科学的诊疗，而这些都必须在正规医院进行。只有配合医生规范治疗，而非病急乱投医，才能切实有效地抗击这些疾病。

误区五：营养学就是食疗的学问

很多人将现代营养学和食疗混为一谈，实际上它们并不是一回事，尽管在很多方面它们有交叉的地方。在现代营养学和食疗两个概念中，前者强调的是平衡膳食和合理营养，从而达到维护或者恢复人体健康的目的，而后者却具有较大的不确定性和模糊性。进入现代社会以后，中医也在发展中不断寻找和验证自身的科学性，并对古代医书上的一些验方进行科学性取舍，其中有很多不合理、不科学的方子已经不再被比较严谨的中医专家使用。同样的，那些明显经不住医学和营养学推敲的食疗偏方，诸如"雄黄酒健身""猪蹄汤治尘肺""桑叶泡茶降血脂"等也应该被摒弃。但是在现实生活中，由于食疗有着悠久的历史文化背景和巨大的市场空间，为了迎合人们的需要，很多并不是专业的医生，也不是专门从事营养学研究的营养学专家，他们对医学和营养学都是一知半解，这些人或是登上电视养生节目，或是著书立说，或是开讲座，到处胡说一气，根据一些根本就不靠谱的食疗方法就敢号称治疗别人都治不了的疾病。他们所谓的古代医学、食疗学、药膳学都没有严格的科学验证，随着现代科学的发展，很多食疗方案已经被证实并不可靠。

营养学不是简单的食疗，现代营养学来源于生物化学和医学，运用现代科学的方法发现食物、营养素与健康、疾病之间的关系。营养学已经发展为一门独立的医学学科，在临床医疗中的地位也受到整个医学界的重视，营养科也成为医院中一个非常重要的医疗部门。营养治疗不再仅仅是防治营养缺乏病或辅助支持的手段，而是许多营养相关慢性病的预防和治疗的基础。通过营养教育和营养指导，改善膳食结构，调理营养状况，对超重、肥胖、高血压、高血脂、糖尿病、脂肪肝、高尿酸、痛风、心脑血管疾病、部分肿瘤、胆囊炎、胆石症等疾病能降低发病率，降低药物使用率，降低并发症的发生率、致残率和死亡率，从而延长患者的寿命，提高生活质量。

（高键）

什么样的营养保健书籍才适合您?

现在的人都知道"身体是革命的本钱",也知道了"不怕挣得少,就怕走得早"。所以,为自己或者为父母选几本营养保健书籍是时下非常流行的养生保健方式。但是,令许多读者尴尬的是,无论是网上书店,还是实体书店,介绍营养保健的书籍就达上百种之多,本本印刷精美,标题醒目。然而翻开书本,却发现许多说法不大相同甚至是互相矛盾,令读者难以适从,也难以选择。据统计,2007 年大众健康类图书销量增长超过 25%,远远高出图书市场整体 10% 的增长速度。而 2008 年,这类图书的增长率直逼 30%。在每 30 本畅销书中,健康类图书就能占到 5 本。图书市场的火爆表明老百姓的保健意识在不断提高,这是好事。更多的人注重自己的健康,更多的人能根据专家教授的建议和指导选择更为健康的生活方式和饮食习惯,从而预防疾病的发生,不但对自己有利,对整个社会也有利。

但是,好多人看完一些营养保健书中讲的"道理",突然间发现自己不会吃饭了,这些食物是禁忌的,那些食物是相克的,还有那么多的食物是有毒的,不安全的。其实,错误的不一定是您,很有可能是那些七拼八凑起来的书。老百姓在选择健康类图书时一定要有"精品意识"，而不是说本本都看。健康类书籍是一块能带来不错经济效益的诱人蛋糕，很多出版社纷纷举起刀叉，都想方设法在短时间内推出新版本。时间上的不充裕或是工作上的疏忽，很容易造成即使是同一本书也前后矛盾的情况。此外，营养学领域中也确实存在一些还在争论的，没有得到解决的问题，不同的专家往往有不同的说法。大的问题如"要不要吃维生素矿物质补充剂？""吃素食好还是不好？"，小的问题如"吃水果要不要削皮？""老年人能不能吃鸡蛋黄？"等等。遇到这种情况时，一些出版单位为求早日出书，无暇反复推敲，匆匆选择一个认为较流行的说法便草草了事，于是各类书籍便"各有各的精彩"。还有一些营养保健书籍并非真正出自营养专业人士之手，许多都是非专业人编撰而成，内容的正确和真实程度，自然会大打折扣。这些所谓的"编者"，抓住老百姓的猎奇心理，在书名上、标题上做文章，总喜欢做出种种的标新立异甚至是匪夷所思的解释，好像不这样就不足以吸引"眼球"。

那么，什么样的营养保健书籍才适合您呢？读者在购书时，务必要仔细挑选，不要光看印刷得是否精美，而应该从3个方面去衡量一本营养保健类书籍的质量：

（1）写书的作者是不是营养学专业人员，有没有作者工作单位和专业资历的信息，比如知名大学里相关专业的教授、副教授，相关研究机构中的研究员、副研究员，大医院营养科的营养师等等。他们有多年的专业经验，经常了解国内外相关研究进展，总体而言，态度比较科学严谨。

（2）作者在这个专业有没有一定的学术地位，是不是得到学术界的认可。

（3）书中主要观点的信息来源。最可靠的信息来源应该是政府机构和专业学会提供的健康信息发布。这是大批专家综合世界各国研究的结果，为居民提供的权威建议。虽然在疾病预防领域还有很多争议，但也有专家们一致公认的结论，如 1992 年世界卫生组织的《维多利亚宣言》中就提出健康的四大基石"合理膳食、适量运动、戒烟限酒、心理平衡"。有研究报道，如果真能做到这 4 句话 16 个字，能使高血压人群减少 55%，脑卒中、冠心病患者减少 75%，糖尿病患者减少 50%，肿瘤患者减少 1/3。平均寿命延长 10 年以上，而且不花什么钱。虽然营养学也有很多还在争论的问题，但中国营养学会也为中国人度身制订了《中国居民膳食指南》。这本书是卫生部（现为国家卫生健康委）官方推荐的营养科普类书籍，是数十名一流营养学专家多年的科研成果，可以说是权威、科学、实用、简单易行。这本书在各大书店以及网上书店都可以买到。目前最新的版本是人民卫生出版社出版的《中国居民膳食指南（2022）》。

（高键）

新版《中国居民膳食指南（2022）》亮点解读

"民以食为天"，吃不仅是维持生命最基本的行为，吃得科学、吃得合理可以保证营养良好，预防慢性病，健康长寿。中国营养学会在国家卫生健康委的指导下，汇聚上百位专家的智慧，经过3年的努力，完成了《中国居民膳食指南（2022）》的修订，并于2022年4月26日正式发布。我国于1989年首次发布了《中国居民膳食指南》，并于1997年、2007年、2016年进行了修订，因此2022年的修订是我国第五版的膳食指南。本人有幸作为修订专家委员会委员参加了2007年、2016年、2022年《中国居民膳食指南》的修订工作，是非常宝贵的学习和工作机会。新膳食指南与2016版膳食指南相比，有以下方面的新点与亮点。

增加条目，概念变化

从2016版的6条"核心推荐"变为2022版的8条"膳食准则"。从推荐变为准则，是概念上的变化，是作为2岁以上健康人群合理膳食应当遵循的基本准则，并不是针对某一个人。

强调合理搭配，坚持谷物为主的平衡膳食模式

食物多样是平衡膳食的基础，合理搭配是平衡膳食的保障和基础，每天要吃 12 种以上食物，每周要吃 25 种以上食物。坚持谷物为主的平衡膳食模式，不应在食物多样当中去掉谷物，谷类提供的碳水化合物能量供比在 50%~60% 是最好的平衡，如果超过 70% 或者低于 40% 会提高死亡率风险。平衡膳食是提高免疫力的基础，增强身体对疾病和病原物的战斗力。

合理膳食模式也可以降低成年人心血管病发生风险，高血压的发病风险，以及直肠癌、2 型糖尿病的发病风险，因此每个人守护好自己的健康都要遵守"食物多样，合理搭配"的准则。

目前有很多人盲从低碳饮食，不吃或者很少吃主食，减肥瘦身，这种膳食模式不合理。

增加了健康饮食方式的建议，针对问题出实招

1. 规律进餐，足量饮水

因为现在规律进餐人数占比逐年下降，必须引起重视，饮食不规律、作息不规律，增加慢病风险和很多心身疾病。新指南建议成年男性每天喝水 1700 毫升，成年女性每天喝水 1500 毫升。提倡喝白开水或茶水，少喝或不喝含糖饮料，不用饮料代替白开水，多摄入糖会增加超重、肥胖和龋齿风险。喝水能使我们的皮肤、口腔、鼻腔和咽喉保持湿润状态，保护呼吸道黏膜。即使病毒进入口咽部，喝水时会把病毒带到胃内，被胃酸破坏灭活，失去毒力。每个人都应该学会判断肌体是否缺水，可以通过看排尿量，尿液颜色也可帮助判断，深黄色、较黄、黄色、浅黄、透明、透明黄色等不同颜色，反映肌体处于水分充足状况和缺水状况，对于百姓来说用它来判断是非常好的一个手段。

2. 会烹会选，会看标签

在生命各个阶段都应该做好健康饮食规划，认识食物，了解食物的营养健康作用，选择新鲜的、营养素密度高的食物，学会阅读食品标签，合理选择预包装食品。琳琅满目的预包装已成为日常生活的重要组成部分，除了在购买食品时要看品牌、价格、配料表、保质期等信息外，我们还要读懂营养标签，在其指导下选购健康营养食品，构筑起一道保护健康的屏障。营养标签包括营养成分表、营养声称和营养成分功能声称。

大家都要学习烹饪，传承传统饮食，享受食物天然美味。近几年外卖市场的快速崛起，对很多人的生活方式带来了不小的变化，懒人经济宅家生活越发普遍。都说健康是吃出来的，虽然外卖不健康并不是绝对的，但相当一部分存在问题。调查发现选择外卖人群多以年轻人为主，外卖食物多重油盐，蔬菜量不够，营养搭配不均衡，脂肪和盐的摄入易超标，长期不健康的饮食方式易导致多种慢性疾病和肥胖。提倡回家吃饭，选对食材，健康烹饪，让生活节奏慢下来，放松心情，新版指南告诉大家如何吃出健康、吃出快乐、吃得明白。

3. 公筷分餐，养成新习惯

民以食为天，更要以安全为先。分餐制在中国可追溯到史前时代，一人一案，分开进食直到两汉时期还在继续传承。结合当下健康生活新方式的传播，宣传公筷分餐、减少浪费、珍惜食物，是饮食健康文化行动重点，守护我们的健康，人人有责，家家受益。

在膳食宝塔的食物推荐量上面做出一些调整

（1）盐减为 5 克以下，与 2016 版相比，每日减少 1 克盐，要求我们的饮食还要再清淡一点。

（2）提高了奶及奶制品的摄入量，从 2016 版的 300 克增加到

300~500 克。牛奶是优质蛋白质、钙、VA 等营养素的重要来源，对人一生的健康都有好处，要保持终生不"断奶"。

（3）动物性食品摄入量分类简明易懂，每天吃 120~200 克。推荐每周至少吃 2 次水产品，更利于保护心血管和认知功能。特别提出每天吃 1 个鸡蛋，蛋清蛋黄都要吃，鸡蛋营养价值高，易于保存、食用方便，每天吃 1 个完整的鸡蛋有利于增加优质蛋白，提高免疫力，不用担心胆固醇的"坏"影响。

（4）把谷类和薯类分开推荐，谷类 200~300 克，薯类 50~100 克，这样推荐更加准确细致，也更方便大家了解和执行。

（5）下调饮酒量，成年男性和女性每日酒精量，不超过 15 克。因为很多研究证据证实喝酒对健康没有好处。

"1+9"模式，细化分类指导

2022 年版膳食指南包含 2 岁以上大众膳食指南，以及 9 个特定人群指南：备孕期和孕期女性、哺乳期女性、0~6 月龄婴儿、7~24 月龄婴幼儿、学龄前儿童、学龄儿童、一般老年人、高龄老年人、素食人群。新增高龄老人膳食指南对促进我国健康老龄化有重要指导作用，预防老年人营养不良、衰弱、失能。

新提出"东方健康膳食模式"

基于两项中国疾病预防控制中心膳食营养调查和慢性病调查，发现在浙江、上海、江苏为代表的江南地区和广州、福建等沿海地区，居民的膳食模式是中国比较健康的饮食模式的代表。主要特点体现在清淡少盐、食物多样、蔬菜水果豆制品丰富、鱼虾水产多、奶类天天有，并且拥有较高的身体活动水平，这种模式有力地避免了营养素缺乏、肥胖的发生以及相关慢性病的发生，有助于提高预期寿命，相对降低了慢性病发病率。上海人的膳食模式和生活方式

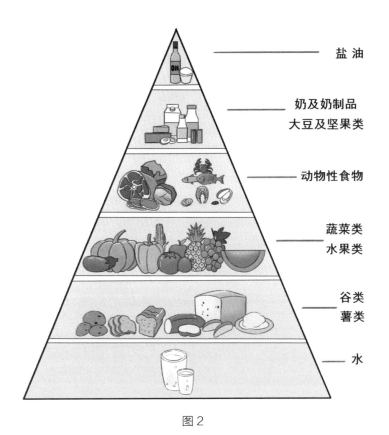

图2

符合"东方健康膳食模式",上海的主要健康指标和人均期望寿命在国内名列前茅,与长期的饮食习惯、食物多样、会选会烹、合理搭配有密切的关系。对具有东方健康膳食特点的上海饮食及其健康作用,应该加以更多的研究挖掘传承发展,不要让优秀的膳食模式和饮食习惯被快餐外卖给淹没了。

(孙建琴)

No. 1656818

处方笺

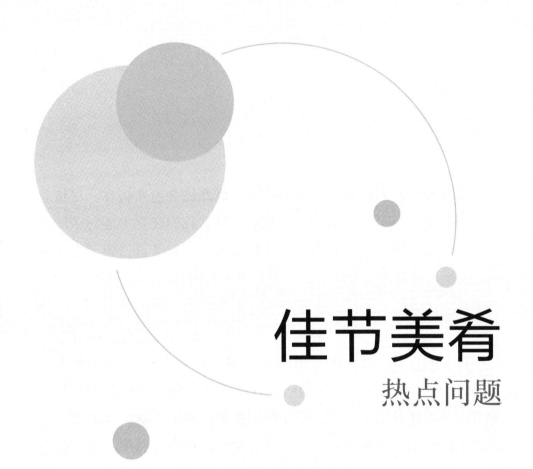

佳节美肴
热点问题

医师：＿＿＿＿＿＿＿＿＿＿＿

临床名医的心血之作……

春节期间饮食的健康提醒

新春佳节，人们放下一年的疲劳，借此机会走亲访友，尽情欢乐，当然也免不了吃吃喝喝。面对佳节盛宴我们还是不能忘了"饮食有度、健康第一"的原则，既要防止节日过后给自己留了个大肚腩，又要防止各种各样的节日病纷纷来凑热闹。

饮食规律不能乱

合理的一日三餐量的安排应是3：4：3，60岁以上的老年人应该是4：4：2。可是，春节期间，人的正常三餐规律往往被打乱，晚餐的菜肴通常特别丰盛，由于睡眠推迟，早饭不吃、晚上猛吃，使得人的血脂、血糖、尿酸等容易升高，这对有冠心病、糖尿病等慢性病的人群来说是很危险的，高蛋白、高脂肪的摄入还容易引发急性胰腺炎。所以，节日里老年人和本身有一些疾病的人更要注意保持正常的饮食规律。

搭配原则不能忘

在品尝各种美味，大饱口福同时还应注意饮食搭配的基本原则：食物种类多样化，少荤多素、少油多清、少盐多淡。不能因为肉鱼虾多，就不吃主食了。每餐仍要荤素搭配，肉鱼虾类不能太多，要有绿叶菜，豆制品和奶制品不能缺。

零食糕点不可多

春节期间家里多备有各种花生、瓜子、点心和甜饮料，这些食物如果浅尝辄止也无不可，就怕是吃得太多，不但给胃肠增加了很多额外的负担，还会导致节日肥胖并增加发生心血管疾病的危险。

佳节变胖不能有

都说"每逢佳节胖三斤"，营养学家估计，一顿节日大餐的热量可以达到 2000 千卡左右，一个 60 千克的人需要跑 2.5 小时，或者游泳 3 小时，或者走路将近 25 千米才能燃烧掉这些热量。面对美食很多人都管不住嘴，一不小心就吃多了。建议大家按照汤 - 主食 - 素菜 - 肉类的进食顺序，这样一般不太会出现过量进食。2018 年底最后一期的《英国医学杂志》圣诞特辑中特别建议，假期期间只要坚持每天称重，就可以提醒自己不要饮食过量，帮助预防"佳节增重"。

暴饮暴食不可要

春节期间还会有些人出现暴饮暴食，这是很不好的。人的消化器官的活动有一定规律，如果突然吃得太饱，或喝得太多，就需要更多的消化液来进行消化，可是消化液的分泌量有一定限度，加上胃胀得很大，肠胃蠕动困难，影响了正常的消化功能，情况严重的话，可能导致急性胰腺炎、肠胃炎，或肠胃溃疡等疾病。所以节日饮食一定要有度，不能因为平时比较注意节制，到节日里就可以放开肚子胡吃海喝。

美酒往来不过量

春节期间，应酬聚会餐桌上少不了酒这种助兴的饮品。而过量地饮酒不仅有失仪态，而且对醉酒者的身体有害。酒精除了可以产生热能外，几乎不提供其他营养素，是一种"空热"。所以酒喝多了必然减少其他食物的摄入，这样很容易发生蛋白质、维生素、矿物质等营养素的不足，而这种不均衡的饮食是对身体很有害的。喝酒一定要适量。多少算适量？记住"四个一"就行：每天喝白酒不超过 1 两，红酒黄酒不超过 1 杯，啤酒不超过 1 瓶，每天只能喝 1 种酒（就是不要喝混酒）。对个人反应来讲，感觉愉快轻松为适量，喝到头晕或表现兴奋即为过量；舌头打嘟噜，腿脚不听使唤就是中毒了。如果确实喝多了，最好的解酒办法就是大量喝水，通过排尿排出一部分的酒精，也可以试着喝点蜂蜜水、酸奶、番茄汁等来缓解症状。

（高键）

年夜饭也要吃得安心健康

如果说年夜饭是中国人最盼望的聚餐，想必没有人会提出异议。吃好年夜饭，在取悦嘴巴的同时，也要照顾好您的肠胃。年夜饭花样多、分量足，一家人各取所需，更寓意着来年兴旺。很多地方有"年年有鱼（余）"的饮食习俗，一道鱼菜从除夕吃到初三。甚至有的家庭烹制一条5000克重的大鱼，一直吃到正月十五，真是名副其实的"绰绰有余"啦，殊不知，这样的食物安全让人发愁啊！年夜饭要吃得开心、吃得健康，都有什么注意事项呢？

适量吃美食　余菜巧存储

年夜饭要吃得舒坦，食品安全要置顶。年菜量大容易剩，不单是隔夜，白天敞开在空气中放置，根据室温情况，4~6小时就容易有安全隐患。吃剩的菜要快点用干净容器分装，密封后及时冷藏。食物再吃时需要充分热透以消灭致病菌，而反复剩下频繁进出冰箱的食物，此菜大约人气不高，还是尽早舍弃，毕竟餐具和环境反复引入细菌，风险逐级升高。经常有年轻人来不及做荤菜、硬菜，而家里正好有厨艺超群的长辈来接济，囤菜是常有的。这种情况不妨趁新鲜直接分装，吃一次拿一份。节日期间避免剩菜更重要的是备餐有节制，烹饪应适量，让"舌尖上的节约"成为一家人的习惯。有些需要泡发的食材，比如干木耳或干银耳，泡发后尽量一次用掉，而用不完又贮存不当易引起细菌繁殖，若被"椰毒假单胞菌"光顾（更多会在高温、湿热季节），那可危险重重。该菌生产的毒素"米酵菌酸"会使人中毒，严重时会致死。除了变质银耳、木耳，发酵的臭米面（一种将米或面浸泡发酵的做法）、糯米制品、淀粉制品、湿米粉／河粉等也容易遭到椰毒假单胞菌的毒手。至于"出镜率"较高的亚硝酸盐，倒不用过于紧张，因为要单次大量摄入（200毫克）才会引起中毒，而家制菜肴只要注意食材新鲜和保存得当，亚硝酸盐含量都比较低，不足以致病。

分餐公筷别忘记　老人小孩顾周到

后疫情时代的用餐，更提倡分餐和使用公筷。聚餐时注意不要让小朋友一次尝试太多品种，尤其是平时不怎么吃甚至从没吃过的食物，避免胃和肠道消化吸收不良，甚至造成过敏。吃得太杂、太凉、太油腻，很容易增加消化道负担，胃肠脆弱的老人也应当注意。

少吃腊味更健康　正规购买有保障

年味儿浓的菜品少不了腊味，也要提醒大家，避免小作坊生产

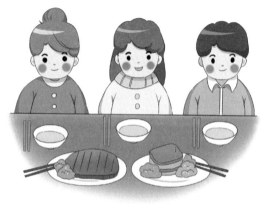

图3

的腌腊制品，正规厂家的腌腊食物，质检和原料相对过关，万一有问题也可溯源。和剩菜一样，腌腊食物中的亚硝酸盐同样是一个值得关注的问题。但若产品质量放心，即便有小量的亚硝酸盐，也不足达到致病的量，这点是可以放心的。

酒水饮料有节制　氛围不是灌出来的

年夜饭上少不了各样的酒水饮料，人们常常注意吃得过多给胃肠道带来的负担，却很容易忽略暴饮给身体带来的伤害。无论是酒类还是各样的饮料，都要量力而行，毕竟胃内充满食物时再大量进来饮料，胃实在是有苦难言，若无法继续默默承受，大约就要闹情绪上医院了。

每逢佳节胖三斤　能量炸弹要闪躲

说到大快朵颐后的体重增加，人们第一反应几乎都是"那就不吃米饭了呗！"有心控制体重必须点赞，但理念可以适当调整。平日三餐大碗吃饭，那是会长胖，可在聚餐中，米饭却有妙用：餐前先来小半碗米饭，食欲得到缓冲，能够限制后期进餐速度和食量，把高热量的菜品限制下来。比起纯洁无添加的白米饭，宴桌上那些煎炒炸烤、糖油丰富的食物才是能量炸弹。倘若实在吃多了，大过年的也不要懊恼，接下来的一两天尽量吃简单和水分充足的半流食，比如清粥小菜、清汤面，尽量不用到烹调油和食盐，以便在体重波动期及时控制，也减少大餐后过量钠盐对身体的冲击。

守岁迎新年，欢聚享团圆。年夜饭是中国人最传统和看重的晚餐，在其乐融融里，家人们若能为彼此的健康提个醒，让热闹的年味更健康，则是最好不过的节日祝福啦！

（田芳）

给端午节的营养小贴士

农历五月初五端午节，是中国的传统节日。在这天，常有食粽子、吃五黄、全民防疫祛病、避瘟驱邪、祈求健康长寿的习俗。

端午正值高温高湿、令人烦闷的时候，端午节美食有哪些营养和注意点呢？

适量食用粽子

食粽子是端午节常见习俗，粽子的主要成分是糯米，富含 B 族维生素、钙、铁等矿物质元素；而香味独特的粽叶则含有大量对人体有益的氨基酸和叶绿素，在炎热的时候，吃粽子能够益气健脾、开胃消食。

粽子虽好，也要少食！

粽子里的糯米能够刺激胃酸分泌，且所含淀粉主要是支链淀粉，不易被人体吸收！对于慢性胃炎、食道炎、胃酸分泌过多等患者应该注意食用粽子的量。

其次，粽子属于高 GI（升糖指数：反映食物引起人体血糖升高程度的指标）的食物，在加热情况下，GI 能高达 97，相当于一杯浓浓的葡萄糖水，所以糖尿病患者应当注意节制饮食。

"五黄"饮食

在江浙沪一带，常有吃五黄（黄瓜、黄鳝、黄鱼、咸蛋黄、雄黄酒）的习俗，来祛百病、祈求健康平安。

黄瓜：富含维生素 C、维生素 E、胡萝卜素、尼克酸、钾盐等，能够生津止渴、除烦解暑、利尿消肿、抗衰老、抗血糖。

黄鳝：正值黄鳝肉质最肥美鲜嫩的时节，其营养丰富，含有蛋白质、DHA、脂肪、钙、磷、铁等多种营养物质；但黄鳝体内组氨酸较多，死后迅速分解为有毒物质组胺而导致食物中毒，故死黄鳝不能吃！

黄鱼：富含蛋白质、硒和维生素，对于中老年和体质虚弱的人群有较好的食疗效果。但黄鱼是发物，哮喘患者和过敏体质的人应当慎食。

咸蛋黄：富含卵磷脂、不饱和脂肪酸和氨基酸等对于人体生命重要的微量营养元素。但咸蛋黄胆固醇高，高血压、糖尿病患者不宜多食。

雄黄酒：用研磨成粉末的雄黄泡制的白酒或黄酒，加热会分解为有毒物质三氧化二砷，即我们常说的"砒霜"，故雄黄酒不宜加热食用。现雄黄酒主要用糯米酿成的黄酒替代，能刺激消化腺的分泌，增进食欲，有助于消化。

增加膳食纤维的摄入

由于粽子不易被消化，端午节可以多吃蔬果来增加膳食纤维的摄入，促进胃肠道蠕动及食物的消化；也可在制作粽子的同时，加入五谷杂粮（红豆、绿豆等）。

食物足量、种类多样化

现代人常有节日聚餐的习惯，饮食上提醒大家少盐少油少酒，每日膳食应该包括谷薯类、蔬菜水果类、畜禽蛋奶类、大豆坚果类。其中鱼禽蛋奶的摄入要适量，少吃肥肉、烟熏和腌制肉食品。

小结

（1）适量食用粽子，减少胃肠道负担，防止消化不良。

（2）针对"五黄"的饮食注意点，应合理烹饪。雄黄酒不加热、黄鳝要新鲜、哮喘过敏忌黄鱼、高血压避咸蛋黄等。

（3）增加膳食纤维的摄入，促进胃肠道蠕动。

（4）切忌暴饮暴食，要口味清淡、食物多样化。

（仇静婷）

中秋珍馐美馔，营养学家来把关

秋三月，"天气以急，地气以明"，凉秋渐起，吹散了酷夏的炎热，因酷暑导致的胃口差也随之好转。中秋将至，各路中秋传统美食也大展风采，那么该如何选择呢？

饮食有节

金秋佳节，家里不知不觉就多了很多月饼、糕点、炒货等，太多不舍得扔，有人就把月饼和糕点当作主食，甚至一顿正餐；有人会在日常饮食已经吃饱的情况下，再多吃两口月饼和糕点。这两种做法都不可取。

月饼最好选择单位包装重量较小的，或者切小块和家人一起分享，应应景，或者作为正餐外的加餐，浅尝辄止，毕竟月饼含糖、油量高，热量也高，不宜多吃。

若月饼不小心吃多了，吃正餐时需要适当减少主食米饭、烹调油、糖、盐等的用量。烧菜选择适宜的烹调方式如蒸、煮、炖等。畜禽鱼蛋奶要适量，保证蛋白质的摄入，不宜过量。确保摄入充足的新鲜蔬菜，帮助增加饱腹感。餐后适当增加活动量。《中国居民膳食指南（2022）》建议每天摄入谷类食物 200~300 克，动物性食物

120~200 克，这其中包括了每天 1 个鸡蛋，蔬菜不少于 300 克，其中深色蔬菜宜占一半。月饼糕点若吃不完，放冰箱冷冻保存，但最长不要超过 3 个月。

物无美恶，过则为灾。对健康人来说，饮食过量增加胃肠道消化负担，增加肥胖风险；对老年人来说，会消化不良，积食；对有慢性病的患者来说，吃得过多不利于控制血压、血糖等，甚至会加重慢性病的病情。

食物多样

饮食节制和饮食多样，是否矛盾？其实这里的"多"，指的是品种多，而不是量多。

《中国居民膳食指南（2022）》强调"平衡膳食模式是保障人体营养和健康的基本原则，食物多样是平衡膳食的基础"，所以一日三餐应该食物种类全、品样多，平均摄入的不同食物种类最好达到每天 12 种以上，每周 25 种以上。例如主食粗细搭配，包括全谷物、薯类和杂豆等，每天达到 3 种；新鲜的蔬菜、水果每天 4 种；动物性食物，如畜、禽、鱼、蛋，每天宜有 3 种；奶类、大豆制品和坚果每天可选 2 种。

饮食均衡、食物多样不矛盾，搭配合理才更健康。

水果适量

秋燥天气让人体感觉不适，容易口干舌燥、口唇干裂，饮食宜清淡少辣。秋天正是吃各种应季水果的好季节，果实成熟，多汁解渴，推荐当季的水果，如梨、苹果、柿子等，缓解秋燥。水果解渴虽好但不宜过多，《中国居民膳食指南（2022）》建议每天摄入 200~350 克新鲜水果，一个中等大小的苹果可食部分大约是 200 克。

限制饮酒

酒，在中国传统文化中有着独特的地位。中秋赏月，食以月饼，饮以桂花酒；吃蟹佐黄酒，酒也发挥着特殊作用。《中国居民膳食指南（2022）》建议成人每天饮酒的最大酒精量不超过 15 克（相当于高度白酒 30 毫升，或啤酒 450 毫升）。任何形式的酒精对人体健康都无益处，过量饮酒会增加高血压、脑卒中等疾病发生的风险。

没有饮酒习惯的成年人，不建议为应景而饮酒。儿童青少年、孕妇、乳母更不应饮酒。

佳节临近，虽美食不可辜负，但总以适度为好。

（高海蓉　高键）

菊黄蟹肥　食之有道

我国拥有源远流长的吃蟹历史与文化，"稻熟江村蟹正肥，双螯如戟挺青泥。"明代诗人徐渭的《题画蟹一首》生动形象地形容了大闸蟹的主要特征——双螯，黑色绒毛的大钳子。大闸蟹是淡水生物，主要成熟时间在9月至11月。吃大闸蟹讲究"九雌十雄"，膏腴丰美。

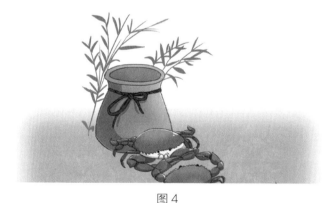

图4

味美营养高

大闸蟹含有较为丰富的蛋白质，它有促进人体代谢、伤口恢复，提高免疫力等作用。蟹肉属于优质蛋白来源，每100克的蟹肉中含有约 14 克蛋白质，如果去除蟹肉里包含的水分来看它的干重占比的话，蟹肉的蛋白质干重占比超过 70%，比黄豆的蛋白质干重占比高出 30%，可与鸡蛋相媲美。

按照价格来看，如果要通过大闸蟹来补充每日所需要的蛋白质，可能没有直接吃牛肉或者鸡蛋更经济实惠，因为一只蟹的蟹肉并不多。人们高价购买大闸蟹来品尝，主要还是奔着蟹肉蟹黄的鲜美口感，而不是单一地将其作为蛋白质来源。

根据相关测定数据看，蟹肉还包含了不少人体所需要的矿物质和维生素。钙是人体骨骼健康的重要矿物质，蟹肉蟹黄中都含有较多的钙，含量几乎和同样重量的牛奶一样多，大闸蟹还含有丰富的铁、磷、镁等矿物质，它们都是人体代谢的重要物质，有助于促进组织再生恢复。大闸蟹还含有较高的维生素 A，钙含量在水产品中是数一数二的。维生素 A 可以促进眼部发育与健康，预防夜盲症的发生。维生素 B_1 也是大闸蟹含量较多的一种维生素，它有利于人体的糖代谢及儿童脑组织发育。

大闸蟹的"灵魂部位"，美味的蟹膏与蟹黄内主要包含的营养元素是脂肪和胆固醇。蟹黄蟹膏约含 16% 的脂肪酸，通常我们将脂肪酸分为容易引起高血脂的"饱和脂肪酸"与有助于血脂健康的"不饱和脂肪酸"，而蟹黄蟹膏所含的脂肪酸中有将近 43% 的单不饱和脂肪酸和 23% 的多不饱和脂肪酸，它们都是有利于调节身体血脂的不饱和脂肪酸。另外，蟹黄蟹膏的脂肪中还包括了 EPA 与 DHA 这类有助于大脑发育的脂肪酸，经常是存在于三文鱼等深海鱼的优秀脂类。

即使大闸蟹的蟹黄与蟹膏所包含的脂类这么优秀，又是优质蛋白质，也不能大快朵颐。蟹黄蟹膏所包含的胆固醇可以高达 466 毫克/100 克，比两个鸡蛋黄所含的胆固醇还高一点，属于高胆固醇食物，要适量吃，建议 1 天不要超过 2 只且每周吃大闸蟹不要超过 3 次。

食安要守牢

由于大闸蟹为水生杂食类动物，又生活在有污泥的河塘，它的内脏中有可能会有寄生虫或病菌，所以不要去吃生蟹和生醉蟹，烹饪前务必洗刷干净。清洗时建议戴上手套防止被螃蟹夹伤，食用时要剔除蟹心、鳃、胃和肠子，并确保蟹已经被蒸熟煮透。

《红楼梦》里，薛宝钗在《螃蟹咏》中提过这么一句"酒未涤腥还用菊，性防积冷定须姜"，就是说吃蟹还应当用酒去腥，加姜和醋驱寒开胃。蒸螃蟹的营养价值最高，不但能保持鲜美的原味，营养成分也基本不会流失，还能保留住水溶性维生素。蒸的时候应该将螃蟹捆住，防止蒸后掉腿或流黄。如果烹饪前螃蟹已经死亡，不要食用，死螃蟹体内的细菌会大量繁殖，严重时会产生毒素造成食物中毒。死蟹体内还含有较多的组氨酸，即使死蟹煮熟了，也不易被破坏。

大闸蟹宜现煮现吃，吃不完的活蟹可以放在冰箱冷藏室2~3天，上面覆盖湿毛巾，有助于蟹的存活。烹饪前一定要确认螃蟹还活着。熟蟹可以密封冷藏不超过2天，再吃时一定要确保二次加热熟透，以防发生食品安全问题。

过敏性疾病、哮喘、痛风、胆囊炎、胆石症等疾病患者要注意不食或少食。值得一提的是，孕妇并不禁忌吃螃蟹，但螃蟹是容易引起过敏的一类食物，孕妇食用后发生过敏的话，还会影响胎儿的健康，所以过敏体质的孕妇不宜食用。

（吴沙莎　高键）

No. 1656818

处方笺

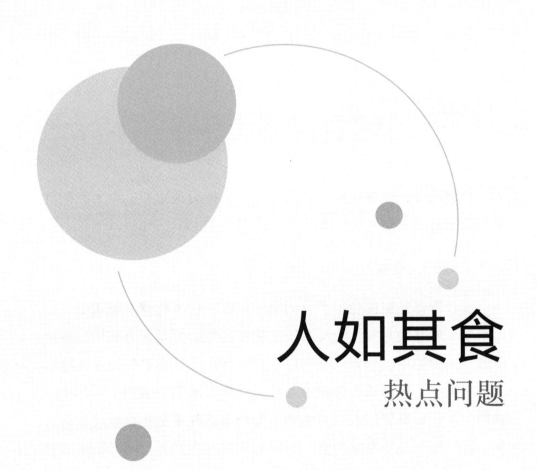

人如其食

热点问题

医师: _____

临床名医的心血之作……

"1234"保证摄入充足优质蛋白，提高免疫力

合理膳食，营养食疗，对提高肌体免疫力很重要，今天我们就来讲讲如何摄入充足优质蛋白，"吃"出免疫力。

蛋白质对人体免疫有多重要？

膳食营养是肌体免疫系统的物质基础，在各种营养物质中，以蛋白质、氨基酸与肌体免疫系统结构和功能的关系尤为密切。蛋白质就像一副铠甲，如果缺乏可以导致肌体皮肤、黏膜等物理屏障以及巨噬细胞、自然杀伤细胞等非特异性免疫细胞的结构破坏和功能减弱，进而影响肌体的固有免疫。蛋白质营养不足还会通过影响胸腺、淋巴结等免疫系统器官、组织的正常发生发育，削弱肌体的细胞免疫功能。

哪些人群容易发生蛋白质营养不足？

儿童、老年人、基础疾病患者，这些人群基础免疫力相对低下、抵抗力较差，蛋白质营养更具特殊意义。

充足的蛋白质营养能保障儿童的免疫器官、组织正常发育。蛋白质营养不良的儿童，免疫功能下降，发生感染和生病的风险增加。

充足的蛋白营养对于维护老年人的健康和免疫功能而言尤为重要。一方面，老年人消化吸收能力和进食量减少，易引起膳食蛋白质摄入不足；另一方面老年人的慢性疾病，如糖尿病、阻塞性肺疾病（COPD）、心血管疾病、骨质疏松等基础性疾病发生率高，对蛋白质的需求增加。老年人蛋白质营养不良会加剧肌肉的流失导致肌少症。韩国最近研究发现，肌少症的老年人更容易感染病毒，而且重症患者的比例、住院时间和死亡率都明显增高。

如何才能保证每天摄入足量的优质蛋白？

很多人都知道奶、蛋、鱼虾、畜禽肉是优质蛋白，大豆蛋白也是优质蛋白。具体做法也是有诀窍的。可以归纳为"1234 摄入法"：

"1"每天吃 1 个鸡蛋。蛋白质含量在 13% 左右，氨基酸组成与人体需要非常接近。还含有丰富的维生素和矿物质，如维生素 D、维生素 A、钙、磷、铁、锌、硒等。建议每日 1 个鸡蛋，蛋清蛋黄都要吃。食用方式多样，如煮蛋、蒸蛋、炒蛋、蛋汤都可以。

"2"每天喝 2 杯奶（200 毫升 / 杯），牛奶是古老的天然饮料，被誉为"白色血液"。奶和奶制品种类很多，包括液态奶、发酵奶、奶粉、奶酪等，对人体健康营养具有十分重要的作用。牛奶被人们

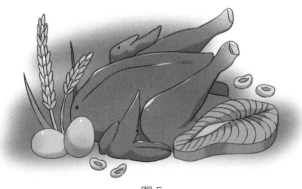

图 5

称作完全营养食物，所含营养成分几乎能全部消化吸收。牛奶中蛋白质含量平均为 3.0%，消化率高达 90% 以上，其必需氨基酸比例也符合人体需要，食用方便，有利于满足身体对优质蛋白质和其他微量营养素的需求，增强免疫力，抗病毒抗感染。因此要把奶和奶类食品作为平衡膳食的重要组成部分，保证天天喝奶，老少终身不断奶。

"3"每天吃 3 两瘦肉，包括白肉（鱼、虾、禽类）和红肉（猪、牛、羊肉）。白肉蛋白质含量约为 15%~22%，富含必需氨基酸，尤其是亮氨酸和赖氨酸，鱼虾类的肌纤维细短，组织柔软细嫩，相比较畜肉、禽肉更易消化。海鱼含有丰富的 ω–3 多不饱和脂肪酸（DHA 和 EPA）特别适合儿童和老年人。畜禽肉中还富含矿物质（钾、锌、镁、铁等）和 B 族维生素，包括烟酸、维生素 B_1 和 B_2。

"4"每天吃相当于 40 克大豆的豆制品，每天的膳食中都可以搭配豆制品，比如豆腐、素鸡、豆腐干等。大豆含蛋白质 30%~40%，必需氨基酸的组成和比例与动物蛋白相似，同时富含谷类蛋白缺乏的赖氨酸，是与谷类蛋白质互补的天然理想食品。此外还含有不饱和脂肪酸、钙、钾和维生素 E 及多种有益于健康的成分。大豆制品对各个年龄段的人群都适合。

重点需要人群补充蛋白粉，比如营养摄入不足、身体虚弱、高龄老年人、疾病消耗、免疫力低下人群等。每天可以补充 10~20 克蛋白粉，加入牛奶稀饭或单独温水冲调，增加蛋白质，提高免疫力和体能体力。

（孙建琴　宗敏）

碳水是身体里的通用货币，不能戒掉啊

人类活着，就需要能源驱动。碳水："我们是碳水家族，和蛋白质、脂肪并称为人体三大能源物质。以前我们很受欢迎，但是现在，大家都很讨厌我们。因为，大家觉得自己胖是因为身体里的碳水太多了。越来越多想要减肥和控制血糖的人，觉得只要蛋白质和一点脂肪就足够了，碳水这种多余的能量还是越少越好。于是人们减少主食，甚至完全不吃主食，买很多鸡胸肉当饭吃，真的科学吗？"其实只要搞清楚，吃进去的碳水只有变成体重的功能吗？蛋白质、脂肪能够代替碳水吗？显然，答案是 NO。

蛋白质和脂肪也是能量，为什么不能代替碳水？戒碳水为什么不提倡？因为，碳水实在太重要了！打个简单的比方，你上街买个西瓜，是用人民币方便，还是拿出珠宝交换或者抵押房子更方便？在复杂的生理代谢，碳水属于能量代谢中的"通用货币"，脂肪属于"珠宝"，蛋白质就是"不动产"。仅仅拥有"珠宝、不动产"是不够的，这样的身体是病态的，会有各种病痛发生。今天来深度了解一下碳水家族，你一定会做出属于自己的正确判断。

碳水的作用

碳水对人体首要的功用是高效提供／储存能量。就像是给车辆加油一样，碳水摄入才能保证人体正常运转，生活在不停奋斗的每分每秒。

淀粉等碳水经过消化吸收，化身为葡萄糖进入血液，作为身体能量的"通行货币"，几乎可以被全身所有的细胞直接拿去用，便利得如同任何一个人拿到人民币都可以直接买食物。

暂时用不掉的碳水也不能浪费，会变成糖原贮存在肝脏和骨骼肌，肾脏也有少量库存。碳水还会参与人体组织建造，以糖脂／糖蛋白的形式构建细胞或神经组织，以蛋白多糖的形式存在于皮肤／韧带／关节液／软骨等处。

脂肪的作用

脂肪也是产能高手，完全分解代谢提供的能量很足，每克脂肪能提供 9 千卡热能，是碳水的两倍多。虽然是个巨大的能量库，不过脂肪有点像"珠宝"保值，一般情况下不会拿出来变现，变现过程也比较麻烦。

脂肪喜欢"保守类理财"，会将用不掉的脂类存贮起来。除了储能，还参与人体基础建造，帮助视网膜／神经组织发育，维持细胞膜、核膜的稳定，构成大脑组织结构，参与合成重要激素等。

蛋白质的作用

蛋白质的首要功能是基础建设，细胞内除了水，蛋白质约占80%。在人体内碳水和脂肪都缺乏时，为了维持人体正常运转。蛋白质也会分解来提供能量。当然，提供能量是蛋白质的副业，不是主业！然而用蛋白质供能就好像变卖不动产来维持生计，代价非常大。能量代谢不能只看产能，还需要看看排放。碳水消化之后变成的葡萄糖提供能量时，氧化分解生成二氧化碳和水，二氧化碳经呼气回归自然，水则清洁无害。而蛋白质和脂肪这两条生产线却不太"环保"，蛋白质代谢生成含氮废物，脂肪代谢会产生酮体。过多废物身体处理起来比较麻烦，也容易增加肝脏和肾脏负担，通过生化检查时能够查到这些"环境污染物"，分别是尿素、尿酮、血酮。

碳水不够时，蛋白质和脂肪会干什么呢？当你戒掉碳水，只吃蛋白质和脂肪的时候，除了比较浪费"财宝"，身体里还发生什么呢？

1. 动用蛋白质，有点像变卖"房产"

当循环可用的葡萄糖不够，就会动用蛋白质。房子不能直接买食物，需要变换成流通货币，此刻，肌肉作为蛋白质最大的贮存器官，就开始自我牺牲了。饥饿初期，200 克肌肉才能转变出 90~120 克葡萄糖，蛋白质不断分解将严重影响肌体功能。

如果分解的是骨骼肌，可能会乏力、虚弱。如果心肌分解，心脏功能就会受影响，长期会引起心脏形态及功能下降。如果肺组织蛋白质分解增加、合成下降，会影响正常通气与氧和能力。免疫球蛋白减少的话，人的免疫能力会下降。

2. 动用脂肪，仿佛是变卖"珠宝"

当能量循环中的现金（葡萄糖）不足，活期存折（糖原）也入不敷出时（肝糖原通常 24 小时就耗尽了），此时脂肪发现人体已经开始变卖家产，为保存蛋白质，防止最坏情况，就会出手干预。

脂肪动员变成能量的过程，有一类重要的中间产物叫作"酮体"，可以看作是非常时期发行的重要货币。脂肪分解生成甘油和脂肪酸，甘油可以在肝脏转变为葡萄糖补充现金，脂肪酸则进入线粒体直接提供能量，酮体能为大脑和肌肉提供燃料。

3. 能量持续短缺，健康恶化

人体的耗能大户主要是骨骼肌、大脑、心脏、肝脏、肾脏等。

因为大脑的特殊性，虽然只占人体 2% 的重量，却要消耗 20% 的能量。所以碳水不够时，大脑得不到及时而充足的能量，反应就会变慢。当葡萄糖不足时，大脑会启用备用能源系统——酮体，来保证正常运作。

当持续饥饿时，大脑会下达降低能耗的指令——少花钱！理性消费！所以，饿的时候会头晕眼花。只是一旦脂肪也耗尽，肌体又开始变卖家产（蛋白质），若人体蛋白质损失超过 50%，健康几乎走向不归路。

人们减肥时最大的误区就是过度减少甚至完全杜绝碳水的摄入。正常减肥时需要降低碳水的摄入，而不是完全"戒碳水"，否则全天的能量只由脂肪和蛋白质提供，减脂会有，增肌未必。虽然大量增加饮食中的蛋白质，开源不节流，人体不但消耗不起，蛋白质的分解既不经济，也不"节能减排"，更不要说会给重要脏器带来的打击了。

（田芳）

临床常见问题 Q&A

问：米饭就是碳水吗？

米饭提供碳水化合物，但它不完全都是碳水化合物。通常25克大米做成米饭大约80克（小半碗），含有相当一部分水，而里面的碳水化合物只有20克。

问：什么样的人需要降低碳水化合物的摄入？

血糖偏高、肥胖的人，需要控制碳水化合物的摄入，但是限制不等于排除，每顿正餐还是要保证少量主食的摄入。

很多人晚上不碰任何米面及薯类，长期下来体重未见下降，但饮食却进入了"死胡同"，不敢吃碳水，一吃体重就可能上升，这就是限制碳水化合物不得法造成的。

问：一个人需要多少碳水化合物才是合理的？

男女老少、高矮胖瘦，碳水化合物的推荐量很难提出具体的数值，按照我国居民碳水化合物的平均需要量（EAR）的推荐，每天是120克，但只能保证50%的人的需要量，对另外50%的人则无法满足。如果按照供能比来推荐，正常建议是 50%~65%，如果要控制体重的话，可以按照 45% 来提供，但是尽量不要低于 40%。

举例来说，一名女性想减肥，每天摄入 1200 千卡热量，碳水化合物按照 45% 供能，每天需要 135 克碳水化合物，粗略扣除 500 克低淀粉蔬菜、200 克水果、1 杯牛奶中的碳水，那么每天的主食至少需要 100 克（干重），早上可以安排 25 克麦片，午餐 1 小碗米饭，晚餐半碗米饭。

如果是一位男性，按照 1600 千卡来减肥，则每天的主食为 160 克干重，差不多是早、中、晚各一小碗米饭。这样的减肥，可比忍住不吃米饭来得要轻松、长久些。

问：既然提倡限制添加糖，那饮料中的代糖能不能多喝呢？

不能。有研究表明，代糖与真正的糖混合摄入时，会降低胰岛素敏感性，而单独吃代糖或者真糖则不会有这样的影响。当口中觉得甜，肠道却没有得到实实在在的葡萄糖时，肠道受到了"欺骗"，反而更容易加剧对甜味的追求。也有动物研究显示，用代糖和真糖喂养的小鼠，前者肠道的有益菌会减少。

希望能够进一步从控糖，进入到控甜，食淡才能知味！

问：不喜欢吃粗粮怎么办？

我国居民膳食指南建议每天吃 50~150 克全谷和杂豆。很多人知道粗粮好，但仍然比较抵触，建议从适口性较好的粗粮制品开始尝试，比如：工艺较好的全谷面包、低脂全谷物饼干、水果麦片等；吃粗粮的较好餐次建议放在早餐，毕竟上班族中午在外就餐，晚上家人共同吃饭，吃粗粮的自由度都比较低，而早餐就先入为主，比较能保证全天粗粮摄入。

结束语：

碳水是人体工厂最经济环保、有效的能源，保证着人体的正常运转。如果说它们与肥胖有关，那也是部分人群吃得太多所导致，碳水本身并没有错。减肥和控制血糖需要降低食品中额外添加的"小甜甜"——葡萄糖、果糖、蔗糖、白砂糖等，不应该完全不吃主食。正常摄入碳水的关键作用是让身体能量收支平衡，糖原得到补充，避免动用蛋白质，影响人体健康的基石。

（田芳）

低碳生活从少吃一口开始

  全球气候变暖的危机正日益迫近，很多有识之士都在倡导低碳生活。从减少使用塑料袋到节水节电，从少用一次性用具到回收可再生资源，人们已经开始接受这种观念和生活方式的转变。

  其实，要减少二氧化碳排放，拯救我们的地球，还有一个很重要的方面就是减少人类对食物的消耗。目前，全世界的人口已达67亿，到2050年将可能达到90亿。如此众多的人口每天都要吃三餐，要吃粮食，要吃肉，还要吃水果蔬菜。有个粗略的统计，一个活到65岁的人一生中消耗的食物高达60吨。人类不但吃了很多食物，浪费的也很惊人，而生产人类的这些食物都是要产生二氧化碳的。瑞典2005年的一项研究表明，瑞典25%的人均碳排放最终要归因于食物的生产和运输。瑞典已经从2009年开始给超市的食品贴上碳排放标签，明示该食品在生长、加工、运输等过程中产生的碳排放量，以引导消费者选择更加绿色的食品，最终达到减少温室气体排放的目的。

  据估算，生产1千克大米要产生0.8千克二氧化碳，生产1千克蔬菜要产生1.5千克二氧化碳，而像黄瓜和番茄这类需要在温室大棚里培植的反季节蔬菜，生长过程中排放的二氧化碳还要多。碳排放最惊人是肉类食物，每生产1千克肉类，就会排放高达36.4千克的二氧化碳，相当于开车出门 3 小时。饲养和运输 1 千克肉类所需的能量，足可以让一个 100 瓦的白炽灯连续亮 3 个星期。人类的畜牧活动是破坏森林和草场的最大力量，动物饲养本身就消耗着大量的水和植物性食物，家畜生长过程中的呼吸和排泄也都会产生大量的温室气体。

如果每个人都不浪费粮食，如果每个人都能少吃几口肉，如果每个人都尽量购买本地的、当季的食物，减少食物加工过程，都可以大大减少二氧化碳的排放。使用少油少盐的烹调方法，多清蒸少油炸，多在家吃饭，少去饭店，多吃天然食物，少吃加工食物，得到健康的不仅是我们自己，还有我们的地球！

最应该少吃一口的是晚餐，我们都知道晚餐吃七分饱最好。那什么是"七分饱"呢？"七分饱"应该是离开餐桌时还想吃，还有食欲，甚至是还有一点饿。如果你离开餐桌时已经没有食欲了，那已经不是"七分饱"了，你已经吃饱了。还有一个办法判断晚餐是不是吃得多了，就是看第二天的早餐前是不是觉得饿，如果一点都不觉得饿，肯定是前一天的晚餐吃多了。很多研究都表明，适当限制能量摄入可以有效延长人的寿命。人体本身也像是一台机器，燃料加得少，机器磨损得也少，寿命自然也会更长一些。

最应该少吃的食物种类是肉类，因为制造肉类产生的碳排放远远超过蔬菜水果。很多环保主义者甚至认为，素食是遏制全球变暖最有效的方法，还写了一本书叫《向肉食说 NO》。虽然我们不需要也不提倡完全素食，但所有中国人每周吃素 1 天，就将减少温室气体将近 3 亿吨。对于那些动物脂肪和肉类摄入量已经远远超标的城市居民来说，每周吃素 1 天倒是个好主意。

以前，我们提倡的是为了健康要少吃一口，现在为了低碳我们同样提倡要少吃一口，不管是为了什么，这样一举多得的好事何乐而不为呢？

（高键）

颜色背后的营养密码

各种颜色的食物组合在一起，就像一道美丽的彩虹。日常饮食中，多吃五彩缤纷的食物，获取不同颜色背后的营养密码，我们的身体也会变得更健康。但是每个人的身体情况不同，所需要的营养素也不尽相同。所以，我们可以根据自身情况，做一个"好色"之人。

红色食物

红色食物有很多的营养价值，但是最突出的一种营养素是番茄红素。

番茄红素是一种天然色素，不仅分布在番茄中，还存在于西瓜、南瓜、李子、柿子、胡萝卜等食物中。它清除氧自由基的效果非常强，能够有效抑制癌细胞的扩散和复制，预防心脑血管疾病。

绿色食物

我们的餐桌上，肯定有绿色食物的一席之地。因为膳食指南提示我们要餐餐有蔬菜，天天有水果。而且我们每天摄入 300~500 克的蔬菜中，深绿色蔬菜要占到一半。

绿色食物含有很多的维生素、矿物质、微量元素。其中，叶酸是一种水溶性维生素，在绿色蔬菜中含量比较多，具有预防贫血、预防胎儿先天性畸形的作用。正常人只要每天平衡膳食，一般不会缺乏叶酸，对于孕妇等高需求人群，额外补充即可。

橙黄食物

橙黄色食物是我们的视力好帮手，长期使用电脑、电视机、手机的朋友们，以及视力差、有视网膜病变等疾病的朋友们，都可以多吃点橙黄食物。比如木瓜、芒果、橙子等水果类，胡萝卜、玉米、南瓜等蔬菜类，还有黄豆、小米等食物。

橙黄食物中含有两类营养素，β 胡萝卜素和叶黄素，都对我们的眼睛有保护作用。β 胡萝卜素大家应该都听说过，但是叶黄素你了解过吗？它是一种优良的抗氧化物，存在于玉米、南瓜、橙子等橙黄色食物中，也存在于菠菜、甘蓝等深绿色蔬菜中，而且它还是构成人眼视网膜黄斑区域的主要色素。因此，叶黄素的独特功能就是能够保护眼睛，维护视力，并吸收蓝光等有害光线。

紫黑食物

紫黑色食物最大的特点是抗氧化。因为它里面富含原花青素和花青素。

原花青素和大家所熟知的花青素，在化学结构和颜色上有所不同，但二者都是天然的强抗氧化剂，具有抗衰老、滋润皮肤、保护血管等作用。原花青素广泛存在于植物的皮、壳、籽中，比如葡萄籽、苹果皮、花生皮中；花青素广泛存在于蓝莓、樱桃、桑葚等紫黑色食物中。

而且紫黑色食物还含有一种植物化学物，叫白藜芦醇。它也是一种天然的抗氧化剂，一般存在于花生、葡萄、桑椹等植物中。现代研究中，经常把它运用到药品、保健食品、化妆品等等中。

白色食物

白色食物中，有一类突出的化合物叫多糖。它是由很多单糖组成的聚合糖，比如糖原、淀粉、纤维素等都属于多糖类。其中，植物多糖可以提高肌体免疫力，抑制肿瘤细胞的入侵，还具有降低血糖的作用，可以称得上是一种"健康糖"。

一餐吃进"彩虹营养"

美国癌症协会 ACS 曾推荐一种饮食方法，叫彩虹饮食法，号召我们在吃到足量蔬果的同时，还需要尽量搭配 5 种颜色。这种多种多样的吃法，不仅让我们吃得丰富，把餐桌变得吸引力十足食欲满满，同时还能预防慢性病、心血管疾病，减少肿瘤风险。《中国居民膳食指南（2022）》推荐每周食物数量要超过 25 种，同时超过 5 种颜色。这样才能满足各项微量元素的摄入，尤其是钙铁锌硒、维生素 C、维生素 B 族等重要营养素的摄

图 6

入。所以建议人均每日需摄取 5~13 份色彩丰富的蔬果，1 份约等于 100 克。5 份就是 500 克，也就是每天至少吃 500 克以上蔬果。如果大家还是不知道怎么选择与搭配，可以收藏下面的"彩虹原则表"，打印出来，并贴在家里的冰箱门上。今天想吃什么，就勾选着进行搭配，炒着吃，煮着吃，都可以哦。

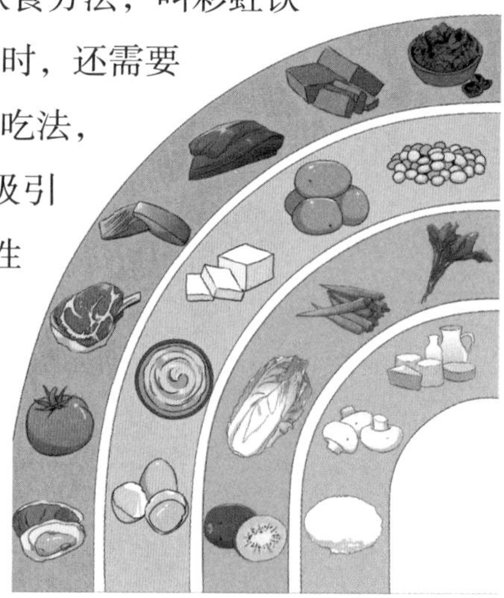

表1　彩虹原则表

颜色	红	橙黄	绿	紫黑	白
水果	苹果、草莓、蔓越莓、樱桃、石榴、山楂等	橘子、橙子、葡萄柚、菠萝、杧果、柠檬、木瓜、油桃、哈密瓜、柿子、香蕉等	青提、奇异果、牛油果、橄榄	蓝莓、无花果、李子、紫葡萄、红心火龙果、桑葚、乌梅等	荔枝、椰子、山竹、白柚等
蔬菜	番茄、红椒等	胡萝卜、玉米、彩椒、南瓜、红薯、土豆等	绿叶菜、黄瓜、芦笋、豌豆、青椒、丝瓜、苦瓜、豆芽等	紫茄子、甜菜根、紫甘蓝、木耳、紫薯	山药、白萝卜、莲子、洋葱、冬瓜、竹笋、莲藕、茭白等
其他	枸杞、红枣等	小米、黄豆等		黑枸杞、黑芝麻、黑豆、黑米	鸡肉、鱼肉、大米、糯米、牛奶、豆腐、百合、杏仁

（孙建琴）

从膳食中寻找"抗炎"的力量

越来越多的研究发现，很多慢性疾病都与体内的"慢性炎症"有关，如冠心病、糖尿病、阿尔茨海默病、癌症和骨关节炎等。

抗炎饮食，接近于"地中海饮食"。所谓"地中海饮食"，泛指以蔬菜水果、五谷杂粮、豆类和橄榄油为主的饮食模式。营养治疗副作用小、费用低、获益多，并具有可操作性强的特点。

（1）摄入优质蛋白质：蛋白质可分解为必需氨基酸和非必需氨

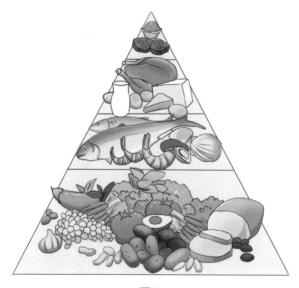

图 7

基酸，必需氨基酸是人体不能合成的，含有必需氨基酸的蛋白质又叫优质蛋白质。动物蛋白质中鱼类蛋白质最好，植物蛋白质中大豆蛋白质最好。每天必须保证一定量优质蛋白质的摄入，如鱼、瘦肉、牛奶、蛋类、豆类及豆制品，可保护和维持人体组织器官细胞的正常代谢，可增强人体免疫功能。

（2）摄入全谷类食物：全谷类食物是指小麦、玉米、燕麦、大米、高粱等谷物的全部可食部分，可为人体提供碳水化合物、蛋白质、膳食纤维和B族维生素等营养素。维生素B主要含在大米、小麦的表皮里，常吃一些带麸皮、糠的全谷食物（如麦片、糙米等），少吃精制的、过分加工的碳水化合物，如很白的米、面、面条、面包等，有益于中老年人心血管及骨关节健康。

（3）多吃新鲜蔬菜水果：含有大量抗炎营养成分，主要含B族维生素、维生素C和多种植物化学活性物质。蔬菜水果是碱性食物，含有较多的钾离子，可以碱化尿液，增加有害物质的排泄。植物类食物中还含有多酚类因子（如类黄酮、类胡萝卜素），具有抗氧化作用，对心血管健康非常有益。建议每天至少摄入300~500克新鲜蔬菜，200~350克水果。应尽量使烹饪简单化，如凉拌、清蒸、水煮等，少吃或不吃过分加工的食物，如各类加工肉制品、罐头、甜糕点等。

推荐蔬菜有菠菜、芹菜、小白菜等深绿叶蔬菜；西兰花、卷心菜、羽衣甘蓝、大白菜、菜花等十字花科蔬菜；胡萝卜、番茄、紫洋葱、南瓜、海带等深色蔬菜等。

推荐水果有树莓、蓝莓、草莓、猕猴桃、桃、油桃、橘子、葡萄柚、红葡萄、李子、石榴、黑莓、樱桃、苹果、梨等。

（4）摄入健康油脂、优化脂肪酸结构比例：近年来，营养学界对"食物炎症指数"研究较多，认为食物当中是有两种物质：一种是促炎物质，一种是抗炎物质。过去认为，不饱和脂肪酸、单不饱和脂肪酸和饱和脂肪酸三者的比例应该是 1∶1∶1，现在认为三者的比例不能一概而论。

抗炎物质：有 ω−3 多不饱和脂肪酸，比如，海洋鱼类、DHA、EPA、亚麻籽油，它们在代谢的过程中产生白三烯等物质；ω−9 单不饱和脂肪酸，有橄榄油、野山茶油等，具有很明显的抗炎作用。

促炎物质：ω−6 不饱和脂肪酸，比如油酸、花生油、亚油酸，是促进炎症的介质。

①增加摄入 ω−3 多不饱和脂肪酸、ω−9 单不饱和脂肪酸。在抗炎食物中佼佼者是 ω−3 脂肪酸，如金枪鱼、三文鱼等海洋鱼类，菠菜、羽衣甘蓝等绿色蔬菜，ω−9 单不饱和脂肪酸橄榄油、茶籽油、亚麻籽油、菜籽油、核桃油等植物油。如果条件许可应每周吃 2~4 次鱼或深海鱼（如金枪鱼、三文鱼），每周摄入适量坚果（如核桃等），都有减少免疫炎症反应的作用。

②减少反式脂肪酸和饱和脂肪酸的摄入。长期过量摄入反式脂肪酸、饱和脂肪酸含量高的食品会使低密度胆固醇升高，使全身各类血管内膜受损，加重氧化应激反应，加剧炎性状态。各类糕点食品含有反式脂肪酸，应少吃或降低摄入的频率。动物油脂、红肉等含有饱和脂肪酸，也要少吃或适量摄入。

③脂肪酸结构须合理。ω−6 和 ω−3 是一个家族的，ω−6 脂肪酸（亚油酸）和 ω−3 脂肪酸（亚麻酸）都是多不饱和脂肪酸，二者对人体组织器官细胞生理功能维持或发育都是非常重要的，但二者的比例对人体健康更重要。研究发现，大多数人平时摄取的 ω−6 脂肪酸远远超过 ω−3 脂肪酸，常达 20 倍之多。而低比率的 ω−6/ ω−3 饮食有助于抑制炎症相关因子的发展，起到抗炎作用。多食鱼或深海鱼，多食健康油如橄榄油、菜籽油、核桃、南瓜子等，少吃过分加工的肉制品，控制摄入含油含糖高的甜点食品。

（徐丹凤　孙建琴）

处方笺

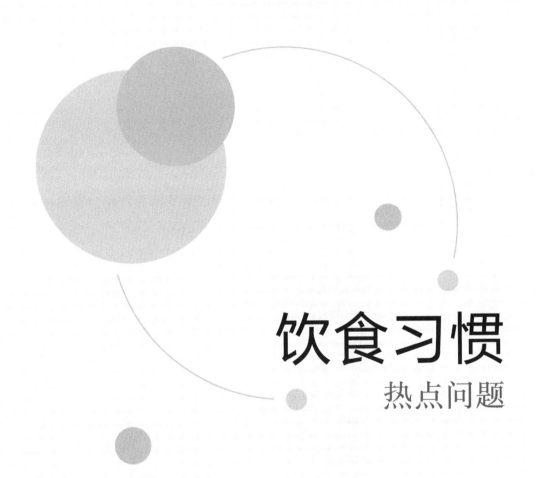

饮食习惯
热点问题

医师：_____

临床名医的心血之作……

营养早餐也有"三件套","满分早餐"推荐

上班族、老年人、孩子们的早饭,如何准备才能有营养?首先,自测一下你家的早餐营养满血吗?(60分为及格)

表2 早餐营养评分

长期不吃早餐	−50 分
常吃油炸烟熏食物	−30 分
常吃腌制食物	−30 分
早餐中有五谷杂粮	+40 分
早餐有鸡蛋牛奶或肉类等优质蛋白	+40 分
早餐有蔬菜水果	+20 分
早餐有坚果	+10 分
总分	你及格了吗?

起得有点晚,不用吃早餐?

早餐是一天中重要的一餐。早餐摄食的能量占人体一天所需能量的30%,不吃早餐造成的能量缺口很难在午餐和晚餐中补充回来。

人体经过一夜酣睡,肌体贮存的营养和能量消耗殆尽,激素分泌进入低谷,大脑和身体的各器官难为"无米之炊",记忆功能处于

迟钝状态。

不吃早餐对人体的影响不是一天两天能看出来的，而是会有一个日积月累的效应。长期不吃早饭，不仅降低工作效率，还会增加肥胖、胃病、高血脂和糖尿病等慢性病的患病风险。

早餐宜清淡，所以白粥配咸菜？

今天要特别谈谈白粥。早餐三件套里，主食的功能是补充身体所需的糖分。如果为了饮食清淡，只是吃白粥配咸菜，不仅营养单一，还易钠盐超标。

所以说，科学喝白粥的秘诀就在于搭配蔬菜和优质蛋白（比如肉类和鸡蛋等）食用。有些风味粥品会添加鱼、鸡肉、虾肉、蔬菜，记得都要吃下去哦。

早餐要"三多三少"

三多：①多一点杂粮。五谷杂粮是重要的碳水化合物来源，可以转化为人体的能量来源葡萄糖；还有纤维素促进肠道健康。②多一点优质蛋白。蛋奶肉鱼豆制品，早餐桌上天天见。③多一点水果蔬菜。不仅营养更丰富，视觉也更美，圣女果和草莓等等都是很适合出现在餐桌上的水果。

三少：①少加工食品。②少腌制食品。③少油炸食品。这些食物都是慢性疾病的"帮凶"。

牛奶配鸡蛋＝完美组合？

早餐仅仅是碗白粥？那就错了！早餐仅仅牛奶和鸡蛋组合，那也并不是很对。

不可否认"牛奶＋鸡蛋"是早餐黄金组合之一。人体需要新陈代谢，老年人需要存贮肌肉，小孩需要生长发育，人体中的细胞更新需要原材料，身体需要抗体、大脑需要信号递质、消化需要酶，这些都是蛋白质！食物的氨基酸模式越接近人体，说明这些食物中的蛋白质越优秀！牛奶、鸡蛋就是最易得到的早餐优质蛋白质，另外奶酪、牛肉也是优秀的选择。

但是！如果说早餐最完美的搭配就是"牛奶＋鸡蛋"，那就踏入另一个误区了。牛奶鸡蛋搭配，虽然能提供优质蛋白质和钙质，但缺乏足够的碳水化合物，导致能量摄入不足＋不均衡。白粥、面包、面条，这些主食就能为身体提供碳水化合物（糖），大脑运转工作需要有能源，而糖就是能源。

合格早餐的正确组合，就是营养均衡。

营养专家推荐给你早餐三件套：

（1）优质蛋白质；

（2）＋碳水化合物；

（3）＋蔬菜水果／小坚果。

早饭吃得饱，元气满满一整天？

有些人早饭吃很饱，有些人就吃一块饼干或一块沙琪玛应付。这些都不可取！如果吃得过饱，饭后易犯困，这是由于饱餐后消化道血液增多，而大脑血供相对减少。所以早饭建议吃到八成饱。

牛肉、牛奶、鸡蛋是被提倡多吃的食物，有些人早上开始吃牛排，将一天蛋白质都汇合到早上，这样也不可取。人体对于蛋白质的利用是有上限的。饮食对人体影响日积月累，蛋白质摄入量一顿丰富一顿缺乏，反而容易导致肌肉量减少。如果早上吃了牛排，到了午餐晚餐没了优质蛋白质，身体新陈代谢的底物没了。另外，肌体里的许多蛋白质发挥作用需要小帮手——维生素和矿物质、蔬菜和水果都能帮助蛋白质的利用。

总结一下，早上可以来一杯牛奶或酸奶，配上面包，如果吃馒

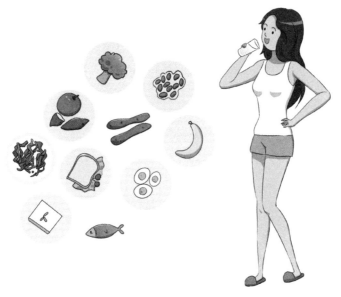

图 8

头的话，对青少年来说吃肉包更好，加一点水果，如圣女果、蓝莓、苹果等，还可搭配小坚果。对于小朋友来说，早饭最好多些花样，增加吃早餐的兴趣。

"满分早餐"推荐！明天你也尝试一下

早餐组合 1

杂粮粥 1 碗 + 肉包 1 个 + 白煮蛋 1 个 + 芹菜香干 + 圣女果

能量：480 千卡，碳水化合物 63 克（50%），蛋白质 25.5 克（21%），膳食纤维 5.9 克

早餐组合 2

咖啡（无糖加奶）1 杯 + 酸奶 1 份 + 全麦切片面包 2 片 + 煎蛋卷 + 火龙果 / 圣女果

能量：448 千卡，碳水化合物 57 克（50%），蛋白质 22.8 克（20%），膳食纤维 6 克

早餐组合3

牛奶1杯 + 菜包1个 + 紫薯1个 + 白煮蛋1个 + 西蓝花

能量：550千卡，碳水化合物66克（49%），蛋白质27克（20%），膳食纤维4.3克

（吴江）

分餐不分爱，健康饮食新生活

分餐的"前世今生"

在"民以食为天"的中国，吃饭这件事，不仅仅单纯是为了"补充能量"，餐桌上的"联络感情"也是非常重要的一项任务。"应酬局"上与领导同事的推杯换盏；"团圆局"上与亲朋好友的杯觥交错，同饮一杯酒，共食一锅饭，情感才能顺利地传达。

也不知道从什么时候起，合餐制慢慢成为中国饮食文化之一，分餐制成为了外国专属，殊不知分餐制在古代中国至少流行了3000

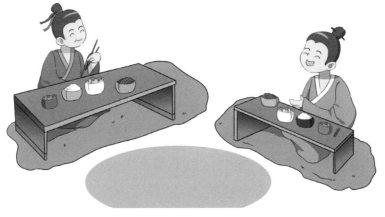

图9

年，而合餐制——围坐一桌、现代意义上的会食，从宋朝才开始流行。《礼记·礼器》中记载："天子之豆二十有六，诸公十有六，诸侯十有二，上大夫八，下大夫六。"古人为了强调地位尊卑，彰显贵族的身份，早早就推行了分餐制；而根据考古发现，以食案进餐的方式，最晚在龙山文化时期便已发明。

什么是分餐制：

顾名思义，分开就餐，每个人各自使用一副餐具，单独享用一份饮食。

分餐的影响：

在排除传统观念因素以外，是否采取分餐制的原因也可能取决于食物的烹饪形态是否有利于分餐：欧美流行的比萨、汉堡、三明治就很适合分餐；而中国传统菜肴中例如西湖醋鱼、老鸭煲等就很不适合分餐。这些菜在制作过程中往往会选用完整的一条鱼／一只鸭作为食材，不方便分餐处理；另一方面，分餐后的菜肴失去了整体的摆盘，更容易串味，也很可能让食物更快地变冷。这样的分餐让讲究"色、香、味"的中国食客很难接受。

分餐制的好处：

1. 控制摄入量／减少浪费

从营养的角度看，分餐制可以更为准确地分配每个人的进食量，吃了什么，吃了多少，更容易做到食物多样性，保持营养均衡，有效避免偏食挑食。

在常规的合餐制中，每个人夹了多少菜，吃了多少肉，自己很难做到心里有数，在营养师计算能量和营养素的时候也非常难以判断。而分餐制，通过餐盘的规格、数量，就能很直观地了解到每个人吃了什么，吃了多少。同时，根据每个人的进食量，能更好地安排每顿饭的数量，减少食物浪费。

2. 控制血糖

分餐制也能满足一些对饮食有特殊要求的患者。对于糖尿病患者来说，分餐制能通过控制进食量，观察个人对多种食物的血糖反应，调整主食／蔬菜／肉类的进食顺序，有效帮助患者控制血糖。一些研究也支持，在规定进餐时间内，调整进食顺序和种类，能有效帮助糖尿病患者稳定餐后血糖。

3. 避免细菌／病毒传播

从食品安全的角度看，分餐制可以有效控制交叉污染，避免一些食源性疾病，例如幽门螺杆菌、甲肝病毒、诺如病毒、轮状病毒等的传播。

如何做到分餐？

分餐制度的推广，是整个社会习俗的改变，是需要一个循序渐进过程的，并不能一蹴而就。分餐制的采用应该推己及人，从自己开始，不强求他人。在家共同进餐尽可能使用公筷、公勺；外出就餐在条件允许的情况下，带上自己的筷子和勺子，特别是对于抵抗力较为弱小的孩子的餐具。在没有条件，做不到分餐的情况下，个人应不满盆乱挑，尽量降低接触性传播。

随着我国经济水平和健康意识的提高，分餐制的呼声也水涨船高，不少家庭已经开始实施分餐制，相信不久的将来，会有更多的人选择分餐制，会创造出更适合我们中国饮食文化的分餐方法。

（张静天　高键）

自助餐也要吃出健康

现在亲友聚会流行吃自助餐，好处实在不少。首先是人员数量好控制，有几个人就付几份钱，减少了满满一大桌菜只有三五个人吃的浪费。第二是健康卫生，爱吃什么自己选，自己的菜自己吃，避免了口水与筷子齐飞的尴尬。但是，吃自助餐吃出问题的也不少，吃得过多，选择不当也可能带来健康危害，最严重的甚至引发胃穿孔、急性胰腺炎等致命疾病，所以，吃自助餐也要讲科学。

据说，吃自助餐的最高境界是"扶着墙进，扶着墙出"。"扶着墙进"是因为已经饿了好几顿，饿到双腿发软要扶着墙才能走进餐厅。"扶着墙出"是因为一直要吃到实在吃不下，饱得直不起腰要扶着墙才能走出餐厅。不知道有没有人真能达到这种境界？说法虽然有些夸张，可在一定程度上反映出人们吃自助餐时的心理：要吃够本。其实每个人都知道这样暴饮暴食不好，但就是控制不住自己。众多美食当前更要保持平和心态，想想我们吃自助餐的目的是什么？不是捞回本钱，而是要享受美味和保持健康。如果吃得太多而引发疾病，最后遭罪的还是自己。

健康是自己的！吃自助餐时也应该把健康放在第一位。选择食物要多样化，这本来就是自助餐的优势。不要专拣三文鱼、生蚝、北极贝、大虾、蜗牛、牛排等动物性食物吃，这些高蛋白食物人体摄入是有限量的，吃多了不但是浪费还增加了身体的负担，我们身体的抗议方式就是胃胀、胃痛，甚至是肝脏和肾脏疾病。建议先沿着食物台转一圈，看看哪些食物是自己爱吃的，哪些是可以舍弃的，做到心里有数。合理的选择次序是先来点开胃的冷菜，然后依次是动物性食品、蔬菜、主食和水果。冷菜，最好以素的为主，小番茄、黄瓜、豆制品、海带等凉拌菜是不错的选择，各种沙拉酱能不用就不要用了，都是热量很高的。动物性食品，如果喜欢吃海鲜可以适当多吃一些，但是生冷的海鲜一定要限量。鸡、鸭、鱼、肉类中油炸油煎的尽量少选，尝尝就可以；注意要搭配主食，量可以不多但一定要有，最好选全麦面包、蒸玉米、蒸红薯等，而不是各种蛋糕和起酥点心；汤，如果有清淡的可以尝尝，如果没有还是喝点粥；粥，不妨选红豆粥、绿豆粥等杂豆粥；水果，没什么限制，各种都可以尝试一点；甜品？冰激凌？一般吃到这时候基本上已经过量了，能不吃还是不吃吧。吃自助餐的关键是要勤拿少取，每样只取一点，尝试各种口味，确实碰到喜欢的，再加一点，但也不要太多，给自己的胃留点空间，尝尝其他不常吃的美味不是更好吗？

总之，吃自助餐我们一贯倡导的是"有滋有味享美食，不多不少获健康"。要记住"过犹不及"，吃得太多其实是害。在众多美食面前要把握一个度，合理搭配，总量控制。还有，就是不要浪费，曾经见过取了满满一盘，每样吃几口就丢弃的顾客。我们的国家还不富裕，这样浪费实在不该。

（高键）

No. 1656818

处方笺

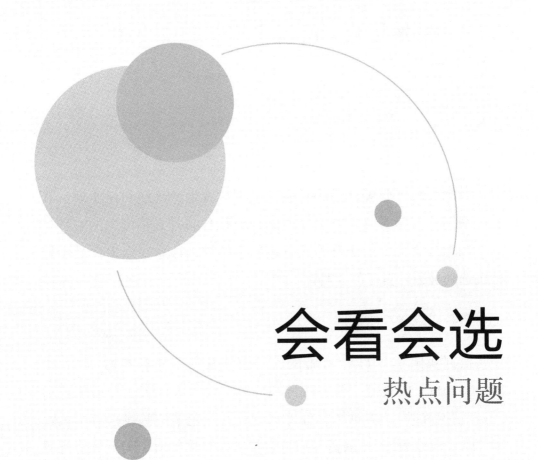

会看会选

热点问题

医师：＿＿＿＿＿＿＿＿＿＿

临床名医的心血之作……

食品外包装上的这个表，该怎么看？

每次去超市购买食品的时候，是否只看生产日期和保质期？其实仔细阅读营养成分表也是在挑选预包装食品时必不可少的一环。不妨和您分享几个读懂营养成分表的小妙招，让您在众多食品中轻松挑选到最适合自己的食物。

营养成分表长什么样？

根据我国于 2011 年实施的《预包装食品营养标签通则》（GB 28050-2011）的规定，营养成分表应以一个"方框表"的形式表示（特殊情况除外），方框可为任意尺寸，并与包装的基线垂直，表题为"营养成分表"。食品营养成分含量应以具体数值标示，数值可通过原料计算或产品检测获得。

表 3　营养成分表

项目	每 100 克	NRV%
能量	357 千焦	4%
蛋白质	2.8 克	5%
脂肪	3.3 克	6%
碳水化合物	11.0 克	4%
钠	70 毫克	4%

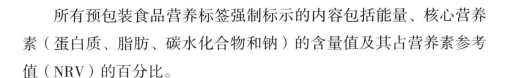

所有预包装食品营养标签强制标示的内容包括能量、核心营养素（蛋白质、脂肪、碳水化合物和钠）的含量值及其占营养素参考值（NRV）的百分比。

营养成分表都是按每 100g 来计算的吗?

预包装食品中能量和营养成分的含量应以每 100 克（g）和（或）每 100 毫升（mL）和（或）每份食品可食部分中的具体数值来标示。当用份标示时，应标明每份食品的量，份的大小可根据食品的特点或推荐量规定。

举个例子，我们常吃的某品牌罐装薯片，它是按每份 40 克来标示的，大家在选购同类薯片做比对时要注意区分，避免踩坑哦!

表 4　营养成分表

每份食用量：1 罐（40 克）

项目	每份	营养素参考值%
能量	911 千焦	11%
蛋白质	2.0 克	3%
脂肪	13.3 克	22%
- 饱和脂肪酸	6.8 克	34%
碳水化合物	22.1 克	7%
- 糖	2.8 克	4%
膳食纤维	1.1 克	13%
钠	254 毫克	

所有的预包装食品都有标签吗?

根据《预包装食品营养标签通则》（GB 28050-2011）规定，除其他法律法规标准规定可以不标示营养标签的预包装食品外，还有六种类型食品属于豁免强制标示营养标签的预包装食品：

（1）生鲜食品，如包装的生肉、生鱼、生蔬菜和水果、禽蛋等。

（2）乙醇含量 ≥ 0.5% 的饮料酒类。

（3）包装总表面积 ≤ 100 平方厘米或最大表面积 ≤ 20 平方厘米的食品。

（4）现制现售的食品。

（5）包装的饮用水。

（6）每日食用量 ≤ 10 克或 10 毫升的预包装食品。

如何通过营养成分表上的信息来判断食品是否适合自己呢?

第一步，看能量

根据《中国居民膳食指南（2022）》一个正常成年男性的能量需要量为 2250 千卡 / 天，成年女性能量需要量为 1800 千卡 / 天。长期能量摄入过高将会导致超重和肥胖。当大家了解了自己的每日能量需求就可以合理地来规划自己的一日三餐了。我们常见的能量单位有千焦和千卡，在营养成分表中能量是以千焦来标示的。如果要换算成我们常说的千卡那就要用千焦来除以 4.184。

比如说，当您在选购某品牌净含量为 308 克的零食时，根据其营养成分表显示：每 100 克的能量是 2505 千焦，也就是吃完整包您就摄入了 1844 千卡，2505/4.184 × 3.08=1844。通俗点讲，吃完这一整包零食就相当于您吃了大约 12 碗（100 克米饭 / 碗）大米饭的能量了，所以当您发现在一餐中不小心能量摄入过多时要及时调整接下来的用餐计划，以防造成营养过剩。零食虽美味，可不要贪吃哦。

第二步，巧用营养素参考值百分比（NRV%）

营养素参考值主要依据我国居民膳食营养素推荐摄入量和适宜摄入量而制定。

营养素参考值百分比（NRV%）可以直观地表示 100 克（或 100 毫升）或一份食物所含的某种营养成分，占人体一天需求量的百分比。

营养成分含量占营养素参考值（NRV）的百分数计算公式：

$$X/NRV \times 100\% = NRV\%$$

表5　营养素参考值

营养成分	NRV
蛋白质	60 克
脂肪	≤ 60 克
碳水化合物	300 克
钠	2000 毫克

如果您记不清营养素的参考值是多少，就可以通过看食品的NRV%，结合自己已经摄入的该食物的量，快速了解自己已经摄入的营养素占一天所需量的百分比，以便调整其他食物的摄入量。

举个例子：

某种食品钠的 NRV% 为 120%，如果吃 100 克该食品就已经超过了一天所需钠的全部分量，还超了 20%，所以考虑到身体健康，这种情况下，考虑到每天摄入的其他食品中也含有钠，就不建议选购该食品，或者每次少量食用。

第三步，根据自身情况关注重点营养素

很多慢性疾病患者在购买食品的时候可能会比较依赖于外包装上"无脂、无糖"这些字眼，那么购买的食品就真如它所说，如你所想的那样吗？

像"低钠"这样的描述就是营养声称的一种。营养声称是指对食品营养特性的描述和声明，如能量水平、蛋白质含量水平。营养声称包括含量声称和比较声称。其中，含量声称指描述食品中能量或营养成分含量水平的声称。声称用语包括"含有""高""低"或"无"等。比较声称是指与消费者熟知的同类食品的营养成分含量或能量值进行比较以后的声称，声称用语包括"增加"或"减少"等，比如市面上常见的"减盐"酱油，它可能只是比一般市售的酱油的盐含量降低了 25%。

根据《预包装食品营养标签通则》中规定，满足以下条件，即可使用营养声称。所以在遇到外包装上有这些字眼时，我们要擦亮双眼，拒绝文字游戏，透过现象直击本质。

蛋白质：蛋白质含量每 100 克的含量 ≥ 20%NRV 或每 100 毫升的含量 ≥ 10%NRV，可以声称为高蛋白食品。

脂肪：脂肪含量 ≤ 0.5 克 /100 克（固体）或 100 毫升（液体），可以声称无脂或者是不含脂肪。如果忽视了营养声称的范围，毫无防备地摄入"无脂"产品，反而会摄入更多的脂肪。

碳水化合物：碳水化合物（糖）含量 ≤ 0.5 克 /100 克（固体）或 100 毫升（液体），可以声称为无糖食品。大家在选购饮料时，可以多比较一下各种饮料碳水化合物的含量，尽量选择含糖量少的饮料，远离"甜蜜陷阱"，虽然你暂时不能像 C 罗那样梅开二度，但是你可以和他一样选择多喝水哦。目前市面上还出现了各种大火的"0"糖饮料虽然没有加糖，但是可能使用了像"赤藓糖醇"这样的甜味剂，这些甜味剂可能会干扰正常的控制血糖的能力，所以存在血糖异常的患者还是要谨慎选择。

钠：如果某食品营养成分表上钠含量 ≤ 5 毫克 /100 克或 100 毫升，就可以声称低钠或者是低盐食品。"钠"的声称，也可用"盐"字代替，如"低盐""减盐"等。食物中的钠一般有两种来源，一个是食材本身含有的钠，另一个是后期加工加入的钠（盐）。大家很容易就会忽略第一个来源，所以即使有时候大家在配料表中没看到盐的身影，也要在营养成分表中来看看钠的含量。

只看营养成分表购买食品时就能高枕无忧吗？

在购买食品时，查看生产日期、保质期、配料表、营养成分表、储存条件、饮食禁忌等缺一不可。在一些食物配料表中，我们还可以发现许多隐藏的不利于健康的成分。比如常见的反式脂肪，如：植脂末、氢化植物油、人造奶油、代可可脂等。摄入过多反式脂肪会影响我们的血脂，增加心血管疾病的风险。目前市面上有很多食品都会标注"无蔗糖"，要注意的是无蔗糖≠无糖，其实查看配料表后就可以发现可能含有添加糖，常见的添加糖有：果糖、葡萄糖、果葡糖浆、麦芽糖、玉米糖浆等。原则上来说，这些添加糖是越少越好。

了解了这么多，大家在选购食品时是不是又学到了不少避坑小技巧了呢，妈妈再也不用担心我买不到合适的食品了！

（马妮娜　邵春海）

奶制品选购指南

牛奶在日常生活中十分常见，无论大人还是孩子都提倡天天喝牛奶，市场上的乳制品也不断推陈出新。但这些打着"奶""乳"名号的产品，其营养价值却千差万别。

那么，我们该如何选择奶制品呢？

以生牛乳为唯一原料的鲜牛奶和纯牛奶可以放心选择，也是首选推荐。对其他乳制品，则一定要看清楚产品类型、配料表及营养成分表。调制乳的含乳量不可低于80%，而配料表排名第一是"水"的往往是营养价值不高的含乳饮料。

第一，看标签上标注的产品类型／商品名称。商品名称通常在包装最显眼的位置，若含有"饮料""饮品"之类的字眼，那就是乳饮料了。奶的商品名称一般是"奶"或"乳"。

第二，看标签上产品的配料表，配料表中，排得越靠前的，说明含量越高。配料表中的先后顺序就代表成分含量的高低。配料表只有生牛乳的是灭菌乳或巴氏杀菌乳。配料表第一位为生牛乳，并含有食品添加剂的为调制乳。"水"排在第一位的一般为含乳饮料。

第三，看产品标签上的营养成分表。灭菌乳、巴氏杀菌乳的蛋白质含量要求达到 2.9 克 /100 克以上，调制乳的蛋白质含量要求达到 2.3 克 /100 克以上，而含乳饮料的蛋白质含量只要达到 1.0 克 /100 克就可以了。蛋白质含量越高，营养价值就越好。

每天又该喝多少呢？

牛奶是钙和优质蛋白的重要来源，除此之外还含有脂肪、乳糖、矿物质等。《中国居民膳食指南（2022）》建议：吃各种各样的奶制品，摄入量相当于每天 300~500 毫升液态奶。对于一般成人而言，可以喝一袋 250 毫升的牛奶，再加 100 毫升的酸奶，或者早晚各喝一袋 250 毫升的牛奶。超重和肥胖者宜选择脱脂奶或低脂奶。

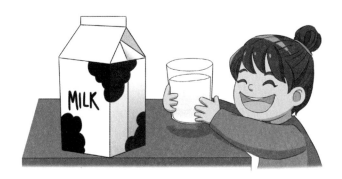

图 10

有些人会说，我也知道牛奶是好东西，可我不能喝牛奶，每次一喝牛奶都会拉肚子，这怎么办呢？

如果饮奶后出现胃肠道不适（如腹胀、腹泻、腹痛），可能与乳糖不耐受有关，可采取以下方法加以解决：①少量多次饮奶或喝无糖酸奶。②饮奶前搭配一些固体食物（如馒头、面包等），避免空腹饮奶。③改喝低乳糖奶、无乳糖奶或者无糖豆奶，如超市里常见的舒化奶。

（王新月）

羊奶比牛奶更营养？别再被商家骗了

奶类是一种营养成分丰富、组成比例适宜、易消化吸收、营养价值高的天然食品。《中国居民膳食指南（2012）》建议我国居民吃各种各样的奶制品，相当于每天液态奶300毫升。奶类品种繁多，常见奶源有牛奶、羊奶、马奶等，其中以牛奶的消费量最大。但随着一些牛奶制品污染事件发生后，羊奶逐渐受到人们的青睐，其营养价值获得更多人的关注。

牛奶好还是羊奶好？

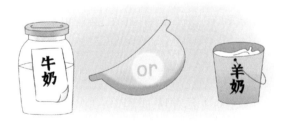

图11

羊奶是指由健康乳羊分泌的脂肪含量高于2.5%、非脂乳固体含量高于7.5%的正常乳汁（不包括初乳）。根据《中国食物成分表（2002）》中营养成分数据显示，每100克羊奶含水分88.9克、蛋白质 1.5 克、脂肪 3.5 克、碳水化合物 5.4 克、胆固醇 31 毫克、维生素 A 84 微克、尼克酸 2.1 毫克、钙 82 毫克、磷 98 毫克、铁 0.5 毫克、锌 0.29 毫克，可以提供热量 59 千卡。羊奶粉的冲泡方法和普通奶粉一样，需要准备 40~60℃左右的温开水。使用高温热水冲泡羊奶粉，其中的乳清蛋白很容易被破坏从而产生凝块，同时对热不稳定的维生素甚至添加的免疫活性物质都会遭到破坏，影响对羊奶粉中的营养物质的消化和吸收。

羊奶的蛋白质含量低于牛奶，和母乳接近。牛奶的酪蛋白含量高、乳清蛋白含量低，母乳的组成恰好与之相反，羊奶的酪蛋白含量介于牛奶与母乳之间。酪蛋白容易在胃中形成较大的凝块不易消化，因此相比而言羊奶比牛奶更容易消化吸收。此外，牛奶中 α–S1 酪蛋白和 β–乳球蛋白被认为是主要的过敏源，羊奶中含量相对较低，因此羊奶导致过敏的风险降低。奶类所含的碳水化合物中最丰富的是乳糖，乳糖在人体内有提供能量、改善肠道环境、促进矿物质吸收等多种作用，羊奶和牛奶的乳糖含量均低于母乳。羊奶中脂肪，尤其是胆固醇的含量高于牛奶和母乳，但羊奶的脂肪球颗粒直径小于牛奶，羊奶及牛奶的脂肪酸构成与母乳明显不同。奶类的维生素含量因饲养条件、季节和加工方式不同而有所差异，平均而言羊奶中维生素 A 和 B 族维生素的含量丰富，尼克酸含量显著高于牛奶，但缺乏维生素 C。羊奶与牛奶中矿物质含量高于母乳，羊奶中的钙含量约为母乳的 3 倍，但钙磷比例异于母乳，不利于钙的吸收。综上所述，羊奶富含多种营养成分，与牛奶相比较，羊奶中碳水化合物、维生素 A、烟酸和磷的含量明显高于牛奶，而蛋白质、钙和锌含量偏低。而且无论是羊奶还是牛奶，在营养成分组成及性质上均与母乳有较大的差别。

《中国老年人膳食指南》推荐老年人应有意识地预防营养缺乏和肌肉衰减。为了保证获得足够的优质蛋白质，老年人要天天喝奶。

奶制品中的乳清蛋白对促进肌肉合成、预防肌肉衰减很有益处，同时奶类中钙的吸收利用率也很高。建议老年人多喝低脂奶及其制品。乳糖不耐受的老年人可以考虑饮用低乳糖奶或食用酸奶。羊奶的脂肪颗粒小，不饱和脂肪酸含量多，易消化吸收，对于肠胃功能衰减的高龄老年人来说也是一个良好的奶类来源。

尽管羊奶与牛奶相比更接近母乳，能预防婴幼儿牛奶过敏，但还是不宜用羊奶替代母乳。对于 6 个月以上的婴幼儿、或无法进行母乳喂养的婴幼儿，应该首选配方奶粉。以羊奶或牛奶为基础的婴幼儿配方奶粉，其中的某些营养成分已被调整更加接近于母乳，能更好地满足生长发育的需要。

羊奶因其营养成分与牛奶存在一些差异，被商家大力宣传为"羊奶比牛奶更加营养"。其实单从动物奶类的营养价值来看，羊奶与牛奶并没有本质区别，它们都是膳食钙和优质蛋白质的良好来源。建议消费者在选择奶制品时要正确分辨商家广告内容的真伪。在日常生活中鼓励增加奶类摄入，可以适当多品尝奶类品种，丰富饮食多样性。

（徐丹凤）

喝豆浆不如喝牛奶？来给豆浆正个名

豆浆作为大热的早餐国民饮品，常常被拿来和牛奶的营养价值一争高下，但是常常有人说："喝牛奶好！少喝点豆浆。"今天我们就要来为豆浆正个名！

来看一看食物成分表

表6　豆浆和牛奶成分对比

每 100 克食物成分	豆浆	牛奶
总能量（千卡）	30	61
碳水化合物（克）	1.2	5.0
蛋白质（克）	3.0	3.1
脂肪（克）	1.6	3.2
胆固醇（毫克）	0	3.0
钙（毫克）	5.0	85
膳食纤维（克）	3.0	0

来源：中国食物成分表（第二版）

从成分表上可以看出，牛奶的蛋白质含量要比豆浆高一些，钙含量丰富，补钙效果更好。但豆浆中饱和脂肪酸和碳水化合物的含量远低于牛奶，且不含胆固醇，还含有丰富的膳食纤维；另外，大豆中还有异黄酮、植物甾醇等有益健康的成分。

豆浆的饱和脂肪含量远低于牛奶，对心血管健康更友好；不饱和脂肪酸含量较高，热量还低，更适合三高患者日常饮用。对于乳糖不耐受患者，可以喝豆浆配合钙片和维生素 AD。

总之，豆浆和牛奶在营养上各有所长，可以互补！

但小伙伴肯定还有疑问，豆浆＋油条不是公认的不适合作为早饭吗？

豆浆这是大大的冤！常年和油条一起捆绑上垃圾早餐排行榜，豆浆＋油条的搭配确实是不好，但主要是油条属于高温油炸食品，提供高热量和高脂肪，且反复油炸会产生有害物质，不建议经常食用。

给豆浆辟个谣！

肾功能不好，所以不吃豆浆？一般来说，肾功能不好的患者建议适当吃点豆制品（如豆腐、豆浆等），可以弥补限制红肉摄入带来的蛋白质摄入减少。

常年喝豆浆男生会变"娘"，乳腺增生不能喝豆浆？豆浆虽然含有植物雌激素——大豆异黄酮，但作用强度十分微弱；其次，《中国乳腺癌患者健康饮食指南》指出，大豆制品中的大豆异黄酮可以预防乳腺癌以及降低乳腺癌患者复发率和死亡率。

豆浆不能和鸡蛋一起吃？《中国居民膳食指南（2012）》已经辟谣，二者一起吃不会影响蛋白质的消化吸收。

豆浆不能空腹喝，影响蛋白质吸收？豆浆进入人体，优先分解碳水化合物进行供能，不用担心蛋白质的浪费，也不用担心加重胃肠道负担。

温馨提示

豆浆在煮到80℃时，因为泡沫上浮，会出现"假沸"现象，此时饮用，可能会导致皂素中毒，出现头晕、恶心、呕吐等症状。

出现"假沸"后，还应继续加热到100℃至没有泡沫，然后再用小火煮10分钟左右，这样即可安全食用。

（仇静婷）

掌握这些知识点，做一名合格的"吃瓜群众"

据统计，上海人吃瓜数量占全国的 18.9%，连续两年名列吃瓜排名第一。按照一个西瓜直径 20 厘米，上海吃瓜人五一期间吃的瓜摞起来的高度相当于 4.27 个东方明珠。夏季已经到来，正是吃瓜的好时节。在畅快吃瓜的同时，不妨了解一些吃西瓜的知识点吧！

吃西瓜有何益处？

我们知道吃西瓜有许多好处，首先适合在夏季吃。西瓜具有清热解暑，缓解烦渴的功效。其所含膳食纤维和水分，可帮助通利小便和改善便秘，有排毒养颜的好处。西瓜含有丰富的多种维生素，可使皮肤美白。取西瓜水抹在脸部、用西瓜皮按摩及敷脸，可增加皮肤弹性和减少皮肤皱纹。吃西瓜带来的饱腹感，还有助于控制每日摄入的主食量和管理体重。

糖尿病患者能吃西瓜吗？

西瓜的碳水化合物含量较低，每 100 克西瓜含 5.8 克碳水化合物，这样算下来同样重量的西瓜和苹果对肌体的血糖负荷相近。糖尿病患者可以吃西瓜，只是要掌握一个总量控制的问题。首先，糖尿病患者的血糖控制要达标。其次，把握好吃西瓜的时间点很重要，一般放在餐间吃以维持平稳血糖。可选择在中晚饭之间，下午茶时间点吃西瓜。当然，数量和部位同样重要，可选择较少数量的西瓜和含大量膳食纤维蔬果，比如番茄、黄瓜搭配在一起的拼盘而食之。用以减少每日摄食西瓜的总量。而靠近西瓜皮附近的果肉，含膳食纤维和水分多、含糖分少。

减肥人群可以吃西瓜吗？

在做到控制饮食总量和增加运动量的基础上，减肥人群可以适量地吃西瓜。要遵守每天消耗的总能量大于超过摄入的总能量，关键是持之以恒。避免减重后体重反弹，坚持养成健康规律的生活方式。

吃不完的西瓜，应该如何处理？

我们在吃西瓜时，按人数多少选购适当重量的西瓜。尽量吃新鲜的西瓜，现吃现切。实在吃不完的西瓜，也避免隔夜再吃。

网络上有着各种西瓜保鲜方法，如吃剩的西瓜放冰箱不能用保鲜膜，从冰箱里拿出来要切掉表层才能吃等。其实用不用保鲜膜，都会有细菌滋生的风险，但不用保鲜膜，细菌数量更多。若直接将西瓜"赤裸裸"地放进冰箱，还会增加其感染冰箱内其他食物细菌的机会。西瓜临时放冰箱冷藏，一定注意生熟分隔，并用单独容器独立包装。

吃太多西瓜会有什么危害？

西瓜营养丰富，但性寒凉，具有清热解暑作用。因此西瓜是夏季的最佳水果，有许多益处。但过量进食，物极必反，可损伤脾胃造成消化不良和胃肠道抵抗力下降，从而造成食欲下降、腹胀和腹泻。此外，也会引起高血糖、高血脂和肥胖等许多疾病发生的风险。

（杨青）

健康吃鸡翅

相传在我国古代杨贵妃最爱吃鸡翅，故此宫廷厨师精心烹制，制成了川菜中的名菜"贵妃鸡翅"。虽然可能只是传说，但足见在古代只吃鸡翅绝对算一件奢侈的事情。试想过去吃鸡就已经是逢年过节才有的奢侈大餐，何况一只鸡就吃那两个鸡翅。但随着养殖业的大规模发展，现在全世界鸡翅消费量非常惊人。在我国，全国烧烤类消费量第一是鸡翅；在美国，鸡翅和"赢"近音，近年来举行橄榄球冠军赛"超级碗"的那个周末，全美能消耗超过13亿只鸡的鸡翅，据说如果把吃的鸡翅首尾放置连在一起长度可以绕地球3圈。据统计2017年度全球鸡翅消费金额超过了270亿英镑。

其实在西方一直到19世纪80年代鸡翅还是无人问津的副产品。人们不喜欢吃带骨的食物，只吃鸡胸肉，故此鸡翅非常便宜，常只是用于制作高汤等的下脚料。后来许多餐厅为了降低成本开始主推各种鸡翅菜肴，并进行营销，没想到异常成功，如水牛城辣鸡翅等成了男女老少约会聚会时都喜欢啃食的小食，更有专门售卖各种口味鸡翅的饮食店，以至于如今鸡翅的价格已然超过了鸡胸肉。甚至美国人还把7月29日定为"国际鸡翅日"，可见对鸡翅情有独钟。

鸡翅可以分为全翅、翅尖、翅根和翅中，翅中形状最标准，肥瘦相间，蛋白质约占 17%，脂肪含量约占 10%，虽然比鸡胸高，但还是低于猪腿肉，所以不失为一种较好的食材。由于翅中形状统一，所以烹制时能够做到入味均匀，凡是做鸡的做法，都能够用鸡翅中实现。翅根则肉质更多，蛋白质比例更高，翅尖则含相对较多的脂肪，但也含更多的胶原蛋白，如糟醉等做法则更鲜香入味。鸡翅还叫作鸡翼，港式菜肴中也有一道有趣的鸡翅菜——"瑞士鸡翼"，这道菜和瑞士并无关系，是用酱油＋冰糖烹制而成，只因品尝的外国客人觉得非常美味，不停地说"sweet，sweet"，而餐厅老板以广东话发音理解为"瑞士"，因此得名。

虽然全世界人民都那么热爱鸡翅，但是对鸡翅的担心也从来没有断绝过，那这种担心是否有必要？

（1）鸡翅有没有激素？担心鸡有激素是因为觉得相比于散养鸡肉鸡成长很快，45 天就能出笼。须知这种肉用鸡都是正规选育，并由规范的养殖技术养殖，所以不需要使用激素，反而打了激素的鸡很难维持生命甚至死亡，况且使用激素养殖是违法行为。

（2）鸡翅有没有抗生素？曾有一则关于麦当劳要求全球的肉鸡供应商 2018 年开始逐步停止使用人类抗生素的新闻让大家十分关注，但大家也没必要对抗生素"谈虎色变"，合理使用抗生素，既保证了养殖动物的健康生长，也保障了人类的食品安全。而且使用抗生素也并非集中在鸡翅上，反而在肝脏中更容易蓄积。在我国《兽药管理条例》早已明令禁止将人用药品用于动物，成鸡出栏需均通过相关检测，包括有资质的第三方实验室的抽检。所以到正规市场餐厅购买鸡翅制品才是健康的保障。

（3）鸡翅尖最不能吃？还有很多流行的说法说鸡翅尖最毒，不能吃。这可能是混淆了"鸡翅尖"和"鸡尖翅"的概念。"鸡尖翅"俗称鸡屁股，上有尾脂腺和腔上囊两个器官，这两者是淋巴器官，平时正规宰杀鸡都需要去除，所以不宜食用，但是这和鸡翅尖并没有什么关系，鸡翅尖是可以食用的。

（4）有没有六翅鸡？当然没有。可能大家会想全世界哪来那么多鸡翅，大家可不要小看肉鸡产量。要使鸡变异生出 6 个翅膀是现在没有办法做到的技术，网上那些照片多是合成的。

所以总体来说鸡翅只要是来自正规市场都是健康无害的，但来路不明不知从哪个口岸进口，不知猴年马月生产的鸡翅可要慎重选择购买食用。

如何更健康地吃鸡翅

（1）少吃快餐鸡翅：快餐中的鸡翅多为油炸，如流行的辣鸡翅，不光外面裹着面粉油炸而成，而且口味很重，偶尔尝尝尚可，大量经常摄入则很不健康。快餐中的烤鸡翅也不宜常常食用，因为它们多用添加剂制成各种口味，并且如果长期摄入烧烤食物会有多环芳烃，苯并芘等致癌物质摄入，不利健康。

（2）自行烹饪少油炸：作为食材的一种，鸡翅很利于家庭烹饪，可以作为家中常备的快手菜。稍解冻腌制，马上就能提供一个营养美味的荤菜，但最好不要使用油炸方式，可以提早取出进行腌制，然后再蒸煮，红烧。

（3）均衡营养搭配：有人把鸡翅中塞入糯米等食材蒸煮或烤制，香酥的鸡皮和米饭完美融合，如再能搭配时令蔬菜、水果等，就不失为一道健康饮食。

（4）不要作为零食：把鸡翅作为正餐可以，如果大人小孩把它作为零食食用可能会干扰正餐。有些零食铺还有成品的卤鸡翅等作为零食，其钠含量相当高，并有各种添加剂，所以任何食物一旦过量摄入，就不健康。如果还是不健康的制作工艺，则更雪上加霜。

（5）注意摄食总量：虽然大人小孩都爱鸡翅，但是过度摄食肯定不佳，尤其是油炸的鸡翅，能量非常高，中国儿童少年膳食指南指出孩子的饮食需要少油炸，如果某餐食用含油炸食物比较多的快餐，其他餐次要适当减少主食和动物性食物的食用量，所以常吃炸鸡翅是有可能造成肥胖、早发育等，但这不是鸡翅的错，是过度摄食的错。

菜肴点评

地中海鸡翅锅：地中海饮食是全球排名第一的健康饮食，使用多种香料和橄榄油为主，鸡翅能提供优质蛋白，和各种香料烹制，口感层次丰富，营养美味。

蟹籽烤鸡翅：蟹籽含丰富的胆固醇，味道鲜美，烤鸡翅香味浓郁，令人食指大动，对胃口不佳者可以提升食欲，不过需控制脂肪摄入的人群需谨慎食用。

三杯鸡翅：米酒、酱油和麻油三种味道组合再加上蒜香和肥瘦相间的鸡翅使口感别致，同时富含不饱和脂肪酸，使普通鸡翅平添特色。

塔吉锅焖鸡翅：塔吉锅在烹调过程中只需要少量水，在不使用煎炸的情况下尽可能保持鸡翅的原汁原味和营养，是值得推荐的烹调方式。

辣炒鸡翅球：青椒美味清香富含维生素 C，辣炒鸡翅开胃增加食欲，但对于需要忌口辛辣刺激的人群慎食。

荷叶糯米鸡翅：夏季的荷叶清香去腻，糯米所含有蛋白质和鸡翅蛋白质起到互补作用，是一道营养均衡的菜肴，但消化能力弱的要注意摄入量。

（姜立经）

秋天的第一杯奶茶，真的太"甜"了

奶茶真的是当代小青年吃喝玩乐出行必备的"肥宅快乐水"。然而根据上海消保委发布的 51 种奶茶成分对比，却让人吓了一跳。小伙伴们，你喝的奶茶不是续命，是续糖！

《中国居民膳食指南（2022）》建议：控制添加糖的摄入量，每天摄入不超过 50 克，最好控制在 25 克以下。

奶茶比较试验情况通报

之前上海消保委就曾对 21 家奶茶店中 51 种最畅销的奶茶样品进行检测，一查发现奶茶中普遍含有大量咖啡因；正常奶茶含糖量在 11~61 克，最高的一杯奶茶含糖量相当于 14 块方糖；无糖奶茶均有糖分，平均糖含量 2.4 克 /100 毫升，甚至有些含量大于正常奶茶；脂肪严重超标，反式脂肪酸过高。所以对于睡眠质量差、糖尿病患者、孕妇、儿童等人群，尽量少食用。

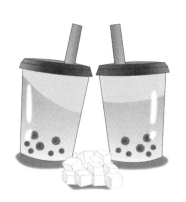

图 12

糖分摄入超标会有什么危害呢?

（1）增加糖尿病风险：吃糖过多，会引起肥胖，从而增加糖尿病的风险。80%~90% 的 2 型糖尿病患者伴有超重或肥胖。

（2）增加心血管疾病的风险：长期喝奶茶，会增加人体血液的黏稠度，容易导致血栓的形成，而奶茶中的反式脂肪酸，也会增加心血管疾病的风险。

（3）增加肾结石的风险：含糖饮料会降低钙和钾的摄入量，增加蔗糖的摄入量，可能是引起肾结石风险升高的重要因素。

（4）脂肪肝：摄入糖分过量会造成脂肪积累，并损害胰岛影响其功能，同时引起肝脏的脂肪过氧化，引发纤维化等病变。

（5）代谢综合征：大量的糖分摄入会对身体，尤其是新陈代谢造成不利影响，会增加代谢综合征的发生，包括肥胖、高血糖、高血压、血脂异常等。

此外，很多奶茶都含有反式脂肪酸和咖啡因，前者与心血管疾病发病率呈正相关，而一杯奶茶中的反式脂肪酸在 0.5~2.7 克（每日建议 ≤ 2 克），长时间喝奶茶会增加心血管疾病的风险；后者是一种中枢神经兴奋剂，吸收过多会导致心悸失眠，这就是为什么有些小伙伴一喝奶茶晚上就睡不着了！

（仇静婷）

素食、粗粮是否多多益善?

误区:素食更健康

真相:素食有讲究,吃对才健康

在肥胖、糖尿病、血脂异常等慢性病高发的今天,素食是很多人追求的健康饮食方式,但人们对素食存在一些认识误区。

首先,健康膳食的基础是食物多样化,这既包括蔬菜、水果、豆制品等"素食",也包括肉类、水产、奶制品等"荤食"。每种食物都有其营养特点,无法互相取代。要保持身体健康和精力充沛,必须摄入适量的动物蛋白质和脂肪。

其次,长期素食会给身体带来一系列危害。长期素食,摄入食物品种单一,很容易造成某些营养素缺乏或不均衡,从而引发疾病。长期素食还会引起胃酸及消化酶减少,导致食欲下降。此外,脂肪是构建细胞、组织的必要成分,摄入适量脂肪,能起到抗氧化作用,保持皮肤弹性,因此许多刻意避免摄取脂肪的素食者会显得"苍老"。身体瘦弱、免疫力差的老年人,生长发育期的孩子,备孕期、哺乳期、更年期女性,都不宜素食。

第三,在人们普遍"营养过剩"的今大,适当吃些素食确实有助于减少能量摄入。例如，蔬菜、菌藻类、豆制品等能量低，蛋白质含量却不低，深受减肥人士欢迎。但是，素食吃不对，也会损害健康。以大量主食为主的素食，膳食结构并不合理，大量碳水化合物会在体内转化成脂肪，会合成更多三酰甘油。尤其是肌体已出现胰岛素抵抗、脂肪代谢紊乱的患者，素食未必能减肥或改善血脂异常。大部分素食者饮食较为清淡，但也有部分素食者为了饭菜更有滋味而添加大量油、盐、糖等调味品，殊不知，这样吃素，得不偿失。

误区：粗粮多多益善

真相：吃粗粮也要适量

粗粮也叫作"全谷物"，是指未经精细加工，或虽经碾磨（粉碎或压片等）处理，但仍保留完整谷粒结构（胚乳、胚芽、麸皮和糊粉层）的谷物，如燕麦、小米、大麦、黑麦、全麦、糙米、黑米等。粗粮未经过精细加工，更好地保留了营养成分，其 B 族维生素、膳食纤维、钾、钙、植物化学物的含量均高于精粮。

随着生活水平的不断提高，人们吃得越来越精，各种与饮食结构不合理相关的慢性病也随之而来。现如今，全世界范围内都在提倡吃粗粮，粗粮对我们的健康益处值得肯定。但是，粗粮绝非多多益善！

首先，粗粮富含膳食纤维，吃得太多会加快胃肠排空速度，食物通过胃肠道的速度过快，降低蛋白质的消化吸收率，并影响钙、铁、镁等元素的吸收。特别是消瘦、贫血、缺钙人群更不宜大量食用粗粮。其次，胃肠道功能差、容易消化不良的老年人和孩子，以及胃溃疡、胃食管反流、肠道出血、胃肠道手术后等患者，饮食应细、软，以减少食物对胃肠道的刺激和损伤，不宜轻易食用粗粮。

健康成人食用粗粮的最好做法是粗细搭配。比如：将荞麦、燕麦等和大米（比例约为 1∶4）一起煮成饭或粥；在白面粉中加入玉米粉、荞麦粉等，制成面条、馒头、饺子皮等。这样做，在改善口感的同时，还能发挥蛋白质的互补作用，提高食物的营养价值。此外，还可以干稀搭配，将粗粮和牛奶、豆浆、稀饭等同吃。

（孙建琴）

No. 1656818

处方笺

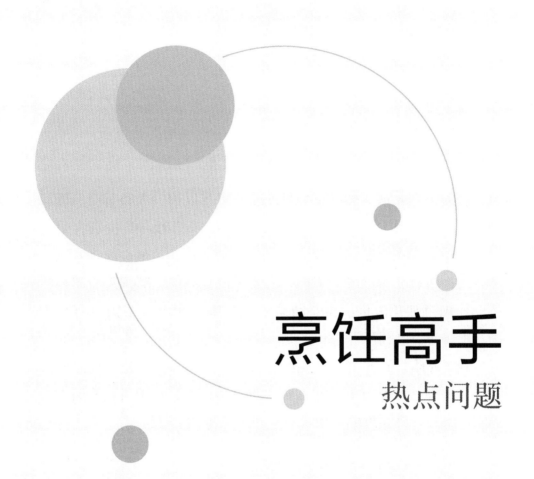

烹饪高手

热点问题

医师：＿＿＿＿＿＿＿＿＿＿＿

临床名医的心血之作……

说说煲汤的误区

汤的历史久远。据考证，早在七千多年以前，人类就已经懂得做汤了。汤的味道有多种多样，而每个国家都有自己特别喜爱的汤，法国人喜欢洋葱汤；意大利爱好的是加青豆、通心粉等煮成的浓肉汤；西班牙有冷汤；美国人最爱喝的是鸡汤；英国人爱喝咖喱汤；德国有加鱼、肉、蛋、蔬菜煮成的啤酒羹汤；中国也有骨头汤、蹄髈汤、老鸭汤等。

到了冬季，正是煲汤养生的好时节，喝汤可以开胃，促进血液循环，抗御秋冬季节高发的感冒，使人体获得更易于吸收利用的营养素。不过，要注意的是煲汤中一些误区要尽量避免。

误区之一：煲汤时间要越长越好

饮食行业常说的"三煲四炖"是指煲汤一般需要 3 小时，炖汤需要 4~6 小时，但是有更多的人相信"煲汤时间要越长越好"，而且一煲就是一整天，认为这样食物的营养才能充分地溶解到汤里。

根据字典的解释，"煲"就是用文火煮食物，慢慢地熬。研究证明，煲汤时间适度加长确实有助于营养释放和吸收，但过长就会对营养成分造成一定的破坏。

一般来说，煲汤的材料以肉类等含蛋白质较高的食物为主。蛋白质的主要成分为氨基酸类，如果加热时间过长，氨基酸遭到破坏，营养反而降低，同时还会使菜肴失去应有的鲜味。另外，食物中的维生素如果加热时间过长，也会有不同程度的损失。尤其是维生素 C，遇热极易被破坏，煮 20 分钟后几乎所剩无几。所以，长时间煲汤后，虽然看上去汤很浓，其实随着汤中水分蒸发，也带走了很多营养的精华。还有一些研究表明，过度熬的汤可能会致癌，因为过度地加热食物会改变食物中碳水化合物和脂肪的性质，有可能演变为致癌物质。

那么，煲汤到底多长时间比较合适呢？华中科技大学同济医学院营养与保健食品研究所的专家曾专门对此进行了研究。研究中选取了 3 种有代表性的用来煲汤的食物：蹄髈、草鸡和老鸭。研究的结论是：平均加热 1~1.5 小时，这 3 种食物所煲出的汤营养价值达到最高，此后逐渐降低。

对于一般肉类来说，都可以遵循以上的原则。但也有些食物，煲汤的时间需要更短。比如鱼汤，鱼肉比较细嫩，煲汤时间不宜过长，只要汤烧到发白就可以了，再继续炖不但营养会被破坏，鱼肉也会变老、变粗，口味不佳。还有些人喜欢在汤里放人参等滋补药材，由于参类含有人参皂苷，煮得过久就会分解，失去补益价值，所以这种情况下，煲汤的最佳时间是 40 分钟。最后，如果汤里要放蔬菜，必须等汤煲好以后随放随吃，以减少维生素损失。

误区之二：营养都在汤里

很多人相信，经过几个小时的熬煮后，食材中大部分的营养都已

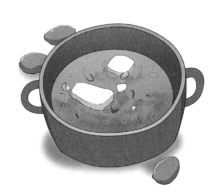

图 13

经进入汤了，汤里的肉和汤渣都是食之无味的废料，可以丢弃了。实际上，无论煲汤的时间有多长，食材中的营养都不能完全溶解在汤里。有测试表明，肉类中的营养能溶入汤中的最多也不超过15％，即使用高压锅煲汤也不能再增加了。其实食材的大部分营养还在很多人都扔掉的"汤渣"中。所以，营养学家都提倡喝汤以后还应该把汤里的肉和"汤渣"吃掉。

误区之三：饭后喝汤

很多人都是饭后喝汤，这其实是不对的。"饭前喝汤，苗条健康，饭后喝汤，越喝越胖"，这话是有科学道理的。吃饭前先喝汤，可以缓解饥饿感，反射性地兴奋饱食中枢，抑制摄食中枢，至少可以抑制 1/3 的食欲，防止进食过量。此外，从口腔、咽喉、食道到胃，犹如一条通道，是食物必经之路，吃饭前先喝汤，等于给这段消化道加点"润滑剂"，使食物能顺利下咽，防止干硬食物刺激消化道黏膜。饭前先喝少量汤，好似运动前的热身运动，先使消化器官活动起来，促使消化液分泌，为吃正餐做好准备。

饭后喝汤不但在已经吃饱的基础上摄入了更多的热量，容易使人肥胖，还会冲淡胃肠道的消化液，影响食物的吸收和消化。

饭前喝汤有益健康，也不是说喝得越多越好，也要掌握喝汤的量。一般中餐前可以喝一碗，而晚餐前最好以半碗汤为宜。喝汤时间以饭前缓慢少量喝汤为佳，切忌"狂饮"。

误区之四：经常吃汤泡饭

一些消化不好的人喜欢吃汤泡饭，觉得汤泡饭既有营养又容易下咽。实际上，由于汤泡饭饱含水分，松软易吞咽，人们往往懒于咀嚼。而咀嚼的过程不但对锻炼我们的牙齿很有好处，还是一个预消化的过程。通过咀嚼，唾液会不断地产生，把食物湿润，并借助唾液中的消化酶，帮助消化吸收及解毒，对健康十分有益。未经唾液的消化过程就把食物快速吞咽下去，就给胃的消化增加了负担，日子一久，就更容易导致胃病的发作。汤泡饭快速进入胃里不仅使人"食不知味"，而且舌头上的味觉神经没有刺激，胃和胰脏产生的消化液不多，并且还被汤冲淡，使吃进的食物不能很好地被消化吸收。所以，不宜常吃汤泡饭，有胃病的患者更不能多吃汤泡饭。

（高键）

用好你家的小盐勺

上海市政府曾经为上海 600 万个家庭免费发放限量 2 克的小盐勺，这是政府部门希望上海市民能按照世界卫生组织推荐的每人每天 6 克盐的标准，控制盐摄入量，进而降低高血压、冠心病等心脑血管疾病的发病率。

但是，根据有关报道，限盐勺的使用情况并不理想，不少市民把它放在一边置之不理。不用限盐勺的原因有很多：有的人认为"一天三顿有两顿在外吃，自己烧菜时不知道该加多少盐"，也有人认为"很难控制使用量，又不是只做一个菜，也不一定一餐把所有做的菜全吃完"，还有人认为"一勺就是一天的用量，每次都不敢放盐"，结果是"菜淡得没法吃"。

要解决这些问题，确实有些难度。最好的办法当然是请营养师或社区医生根据你家里吃饭的人数、餐次的具体情况和烹调习惯帮你制订你家里盐勺的使用方案。如果做不到，还有一个简单的办法，就是做一个菜用一勺盐。这样就要求"做菜的人"和"吃饭的人"从各自的角度去控制盐的摄入量。烧饭的人应该知道平均每个菜最多用一勺盐，如果一个菜多放了一些，另一个菜一定要少放一些。吃饭的人也应该知道每人每餐最多吃 2 克盐。首先控制好平均每个菜有 2 克盐，那么如果有 2 个菜，自己每个菜最多吃 1/2，如果有 3 个菜，每个菜最多吃 1/3，如果菜更多，也是以此类推。不管做几个菜，不管吃不吃完，都可以采用这个办法。每天只在家吃晚餐的人应该知道自己的晚餐也只能吃 2 克盐，我们可以先在自己能够控制的范围内尽量减少盐的摄入量，培养自己清淡的口味，而不是因为多在外就餐就放弃盐的控制，即使盐勺只在每天的晚餐用 1 次也很有意义，它在提醒我们控制食盐摄入的重要性！

这样使用盐勺还有几个注意事项：一勺是指平平地舀一勺，要把高出盐勺的部分去掉；酱油和味精等调料也含盐分，要尽量少用；烹调时可以在起锅关火时再加盐，稍微搅拌盐就可以完全溶解，这样盐停留在食物表面，同量的盐有更好的口感；剩菜盘子里的汤水千万不要食用，因为那里面盐分也不少；每个家庭都应该记录一袋盐开始食用的日期和食用完的日期，这样我们可以算出每个人平均每天在家里吃了多少盐。一般来说，三口之家每月食盐使用量应控制在一袋（500 克）以内。

还可以自己找个限盐罐，结合限盐勺，把一天内一家人一日三餐的用盐量一次性的装入限盐罐里，这样，一天不管你做几顿饭，每顿饭做几个菜，都可以很好地把握全家人一天的用盐总量，不会超标了。

（高键）

别让你家的控油瓶束之高阁

上海市政府给每个家庭发放 2 克限盐勺后，再一次倡导"全民健康生活方式"免费发放了控油瓶。这也是提醒上海市居民，除了要控盐以外还要控油，要逐渐改变高盐、高油脂的饮食习惯。上海居民平均每天烹调油的摄入量已达 49 毫升，超标 96％。油脂摄入量过多已经成为引起慢性病高发的一大隐患，除了会造成肥胖外，还会导致高血脂、冠心病、脑卒中等心脑血管疾病。

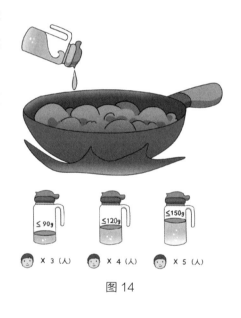

图 14

很多市民收到以后，用了几次觉得不方便，还有些市民根本用也不用就束之高阁了。这是人民政府给我们老百姓办的一件实事，大家可不能小看了这个塑料小油瓶，用对了确实能帮助大家建立健康的饮食习惯。控油瓶有 3 个优点令普通油瓶望尘莫及：一是瓶嘴。打开瓶盖，露出细长的小嘴，它的流量有限，使用时再怎么用力，流出的油总是细细缓缓的，这就避免了不小心多加了油（超市买来的大桶油直接倒，肯定会倒多！）；二是瓶身上有 10 个纵向的容量刻度，从 25 毫升到 250 毫升。25 毫升是提醒市民"每人每天烹调油的摄入量不宜超过 25 毫升"，这既是世界卫生组织的推荐，也是中国营养学会的建议。如果一个三口之家每天在外吃午餐，那么每周最多只能用这样 1 瓶油（250 毫升）。三餐都在家吃的三口之家每周最多只能用这样 2 瓶油。它在时时刻刻提醒我们要控制每顿饭、每个菜的用油量；三是安全方便。它采用的是食用级塑料，底部有个三角形的标志，内有数字"4"，下有"LDPE"字样，代表其材料是低密度聚乙烯，和家用的保鲜膜是一种材料，不能放入微波炉加热，但是比起一些家庭用矿泉水瓶和雪碧瓶子装食用油要安全得多。

使用限油瓶的细节也要注意：每次倒完油，应该立即盖紧瓶盖，尽量避免空气进入；不要把限油瓶放在灶台边和阳光直射的地方，应该放在避光、阴凉的地方，需要用的时候再取出来；最好是把油瓶中的油吃完后再倒新的，新油和旧油尽量不要混在一起。每次吃完小油瓶里的油，也就是一周左右就应该彻底清洗干净，晾干后再倒入新油，否则油瓶里剩下的那点油底子会成为一瓶新油的氧化催化剂，加速其变质；应用柔和的洗涤剂和抹布清洗，不要用太热的水清洗，也不要用洗碗机清洗。

这么小的油瓶，一些习惯了"浓油赤酱"的家庭肯定觉得不够用，其实你应该在怎么减少烹调油的使用上多想想办法：尽量选择不用烹调油或用油很少的烹调方法，如蒸、煮、炖、焖、煲、微波等，少用炸、煎、油炒等烹调方法。炒菜时不要放"明油"，即不要为了美观在炒菜过程中或起锅时二次放油，每餐都有一个凉拌菜或生吃菜。

老百姓的日子现在是越过越好了，但这并不意味着你想吃多少就吃多少。政府免费发放限盐勺和限油瓶的目的就是要提醒大家，好日子也要"限量"过！通过合理膳食、适量运动、戒烟限酒，约有 60% 的心血管疾病、糖尿病和 30% 的肿瘤都可以预防！

（高键）

处方笺

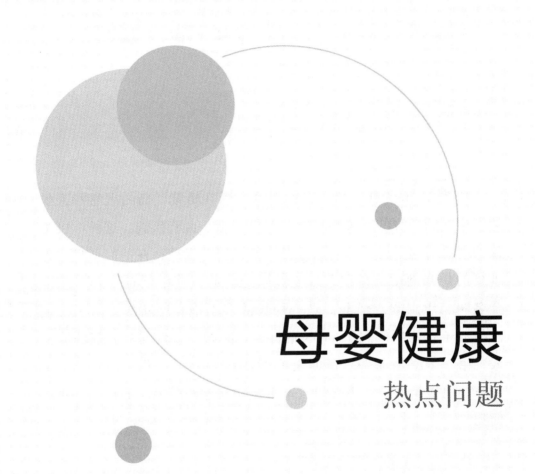

母婴健康
热点问题

医师：＿＿＿＿＿＿＿＿＿＿

临床名医的心血之作……

抱歉！补充它，宝宝并不能更聪明

20世纪70年代，科学家们发现生活在格陵兰岛的因纽特人虽然很难吃到新鲜的蔬菜和水果，但很少患心血管疾病。这种不可思议的现象引起了科学家们的思考，通过研究发现，在他们平日三餐进食的鱼和肉中，存在着改变健康的物质，其中就有DHA。DHA全名叫二十二碳六烯酸，是一种长链多不饱和脂肪酸，由于特征性的分子结构所以属于 $\omega-3$ 脂肪酸。例如一些营养补充剂的成分表，第一个就是 $\omega-3$。市面上关于DHA的传言有很多，尤其是不少孕妈妈很是追捧，不吃怕自家宝宝输在起跑线上。那真相到底如何呢?

补充DHA的宝宝更聪明?

先说妈妈们最关心的话题。很可惜，大多数研究没有发现DHA的"健脑"作用。尽管欧盟和美国都建议孕妇增加DHA摄入量，但是补充DHA或者 $\omega-3$，并不能提高孩子们的智力发育，准确来说是有助于正常的大脑发育（normal brain function），降低脑发育不良的风险。但也不必神化其作用，如果额外多补充DHA，对于宝宝的智力发育并没有太大帮助。

补充 DHA 的宝宝头很大吗?

"头大"专业上称为双顶径或者头围偏大,"头大"的宝宝多见于超过 4 千克的胖小囡(巨大儿),很大程度取决于遗传因素。关于 DHA 是否会造成大头的研究比较少,但是,DHA 与胎儿体重过重(大于正常胎龄儿)有关,另外还增加了过期妊娠(超过 42 周还没动静的)的风险,而过期妊娠中巨大儿也更多见。

补充 DHA 没有好处吗?

还是有的。虽然 DHA 并没有那么神奇的功效,但是它有助于各个年龄段孩童正常的大脑发育,记住,再次强调是正常发育,不是更聪明! 所以 2016 年欧洲食品安全局(EFSA)官网站建议 24 个月以下的较大婴儿和幼儿每日摄入 100 毫克 DHA,而 2 至 18 岁儿童或青少年每日摄入 250 毫克 DHA。DHA 降低了早产风险,所以一般妊娠稳定的,到了孕晚期,多数产科医生建议不用继续服用 DHA。DHA 还能降低体重过轻新生儿(低出生体重儿)的死亡风险,所以并不能一概而论。

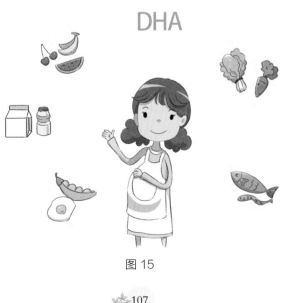

图 15

孕期需要专门吃 DHA 保健品吗?

DHA 主要摄取途径包括: 动物来源（鱼虾贝类）, 植物来源（富含 alpha- 亚麻酸的坚果类）, DHA 补充剂。食物中的 ω-3 主要来源是油性鱼类, 如野生鲑鱼、鲭鱼、鲱鱼、凤尾鱼和沙丁鱼, 推荐孕妇每周摄入不少于 340 克海产品。但是切记来源再干净的鱼, 也不要生吃, 一定要煮熟。DHA 是可以在整个孕期吃的, 无论是选择了含 DHA 的复合维生素, 还是单纯的 DHA 补充剂, 我们都建议每个孕妈妈依然要均衡饮食, 同时补充适当的碳水化合物、脂肪和蛋白质, 保证充足的能量。

早产宝宝建议补充 DHA

孕晚期是胎宝宝在妈妈子宫内努力发育大脑的阶段, 而早产宝宝刚好错过了这个时机。那么在出生后, 早产宝宝可以通过喂养来补充 DHA 的摄入, 可以更好地完善早产宝宝的大脑、视网膜、皮肤、肾功能、神经认知和运动功能的发育。欧美的营养学会建议早产宝宝每日 DHA 摄入量为 12~30 毫克 / 千克（体重）, 我国目前还没有足够的研究, 目前的专家共识只提到每日摄入量 100 毫克。其实相对于宝宝 "聪不聪明", 产科医生更关心小孩健不健康, 分娩一个健康的宝宝才更重要, 不反对大家吃 DHA, 但盲目追捧、过度夸大就没必要了。

（王珏　朱好）

产后新妈妈的营养饮食建议

上海有一档热播的综艺节目《妈妈咪呀》，节目中不乏身材姣好、皮肤嫩滑、活力四射的妈妈，很多产妈妈都非常羡慕这些魅力四射的妈妈，很想在保证母婴健康的前提下，恢复孕前曼妙的身材和美丽的肌肤。作为产科医生和营养师，我们为产妈妈们产后康复在营养和健身方面支支招。

月子里，新妈妈的营养饮食主题——"先排毒后进补"

刚经历分娩的新妈妈从生产的阵痛中解脱出来，身体很虚弱，需要合理营养补充体力，促进身体复原。新生儿的身体也会继续生长发育，他的营养来源于新妈妈的乳汁。乳汁的质量决定着宝宝的健康。所以这个时候我们给新妈妈的建议是在月子里不宜急于节食，但也不宜立即大补，而是一定要积极科学补充营养，为自己的身体修复和宝宝的健康生长加足马力。

产后第 1 周营养饮食建议：以清除恶露、促进伤口愈合为主

怀孕时孕妈妈体内潴留多余的水分以及血性恶露都会在产后第一周排出。产后第一周的饮食要以排毒为先，不能进补。另外，产

妈妈往往会感到身体虚弱，胃口不好，因此这几天的主要饮食调理还要考虑到开胃，促进消化功能的恢复。在饮食上，应讲究营养丰富，口感细软，易消化，少食多餐。

建议：

（1）最初可以喝一些米粥、面条及不油腻的汤水，促进食欲，有利于产妈妈消化及吸收，补充水分。

（2）红糖含铁量比白糖高 1~3 倍。新妈妈产后失血较多，吃红糖可以促进生血。红糖性温，有活血作用，能促进产后瘀血排出及子宫复旧。

（3）新鲜水果、蔬菜：新鲜水果、蔬菜，尤其绿叶蔬菜，含多种维生素和纤维素，能促进食欲，还具有帮助产后消化和排泄作用。

（4）忌食生冷：除水果外，生食不易消化吸收，对新妈妈不利。一些冷食、冷饮，如西瓜、冰棒等应尽量不食，因为凉性食物有促进血凝作用，与术后多瘀的体质是不相符合的，会引起恶露不尽，产后腹痛、腰疼等不适。

（5）少食辛热食物：葱、姜、大蒜、辣椒、花椒等调味品，宜少放，因为过食有生热之弊；特别对于有便秘的新妈妈，更应注意。

推荐食谱：萝卜汤、陈皮粥、小米红糖粥、山楂粥、山药薏米粥、甜糯米粥、红豆汤、番茄鸡蛋汤、麻油猪肝等。

产后第 2 周营养饮食建议：调理气血、适当增加营养

这一周，新妈妈血性恶露逐渐减少，体力和胃肠功能逐渐恢复。这一周的饮食原则以调理气血，促进子宫收缩为主，可以吃一些补血食物，如猪肝、大枣、红衣花生、枸杞子等。同时，喝一些适合哺乳妈妈的美味汤，帮助产后组织修复及促进母乳分泌。

食谱推荐：桂圆、红枣粥、猪肚粥、鲫鱼汤、乌鱼汤、炒猪肝、山楂饮等。

产后第 3~4 周营养饮食建议：滋养进补、提升元气

产后第 3 周，产妈妈的消化功能基本恢复完全，大部分产妈妈已经顺利哺乳，饮食原则以补充营养、调养体力，促进乳汁分泌为目的，可以吃一些补养品并进行催乳，如鲫鱼汤、猪蹄汤、排骨汤都是很好的催乳汤品。第 3 周开始至哺乳期结束，食物应以品种丰富、营养全面为主。

产后第 4 周，产妈妈身体的各个器官都在逐渐恢复到孕前状态，需要更多的营养来帮助运转，以尽快提升元气。无论是需要哺乳的产妈妈，还是不需要哺乳的产妈妈，进补都不可掉以轻心，本周仍是恢复产后健康的关键时期。在整个哺乳期，产妇要养成每天喝牛奶的习惯，并多吃新鲜蔬菜水果。

食谱推荐：麻油鸡、鸡汤面条、花生猪脚汤、乌鱼通草汤、热牛奶、桂圆小米粥、花生大米粥等。

产妈妈和新生儿都是全家重点关爱的对象。不管剖宫产还是顺产的产妈妈，月子里都需要积极科学地补充营养，促进产妈妈身体复原，有了健康的身体才可以为产后的"美丽事业"打下坚实的基础。

出月子后，产妈妈的营养饮食主题——"营养平衡兼顾修身"

大部分产妈妈都会按照中国的传统习俗坐月子，让身体充分修复。出了月子，产妈妈的身体基本复原，子宫接近恢复至孕前状态，胃口也恢复正常，很多产妈妈也走出家门开始户外活动了，但大部分产妈妈腹部和盆底组织还比较松弛，有的产妈妈体重滞留比较明显，很想减肥和修身，但此时又要考虑母乳喂养宝宝的营养需要，所以对于哺乳期的营养摄入有了困惑。其实产后瘦身恢复身材和给宝宝正常哺乳是可以共存的，关键是妈妈们要处理好自己的膳食，并结合适当的修身锻炼。

这期间产妈妈的膳食安排应该注意营养搭配合理，营养素的摄入适量，满足产妈妈和宝宝的营养需要，但不要过量，主要是碳水化合物和油脂不要过量，米面类主食建议每天 350~450 克，油脂摄入 20~25 毫升左右即可（油量相当于 2 汤勺）。而哺乳期关键的营养素并不会让妈妈增重太多，例如蛋白质和奶制品。产妈妈每天需额外增加蛋白质 20 克，鱼、禽、蛋、瘦肉等均可提供丰富的优质蛋白质，这些食物不仅可以提供优质蛋白质，而且脂肪含量较低。哺乳期另一优质蛋白质来源就是乳制品。哺乳期最好能每天喝奶 300~500 毫升，保证母体对钙质的需求。另外，还要提醒产妈妈保证足量的蔬菜、水分以及适当的粗粮摄入，每天 500 克左右的蔬菜可以满足母儿维生素的需要，蔬菜和粗粮的膳食纤维可以促进肠道蠕动，排出身体毒素和降低血脂，有助于产后修身和皮肤修复。

加餐制可以消除肠胃的排空感，只要控制得当，对限制热量摄入是很有帮助的。建议产妈妈采用上午加餐以水果为主，下午加餐点心和汤水，这样做既可以保证充足的奶水，也可以控制每餐的食物量。

除了在饮食上下功夫，妈妈们不妨通过一些温和的锻炼来达到瘦身目的。一般来说，在产后伤口恢复之后就可以开始运动了。起初，新妈妈不能做太过剧烈的运动，应该根据自己身体的实际情况，选择舒缓的运动项目，有意识地进行缩肛运动增强盆底肛提肌的力量。随着时间的推移，再慢慢地增加运动量和运动强度。适当的锻炼可以帮助哺乳期的产妈妈减重并充满活力，所以能够尽快恢复锻炼是非常有益健康的。

（红房子医院营养科）

坐月子忌生冷，宜大补？
产后体重要这样管理

对于产后妈妈们来说，为了使产后身体状况获得更好的恢复，以免落下"月子病"，大家对坐月子的重视程度丝毫不亚于孕前和孕期保健。这种重视产褥期保健的初衷当然是好的，但由此衍生出了一系列坐月子的"宜忌事项"，例如忌洗头洗澡、忌外出、忌吹风、忌食生冷，宜大补，宜多吃鸡蛋、喝鸡汤等等。这样一套"月子大法"下来，不少妈妈感叹自己像个气球一样被越吹越大。其实，产后同样需要科学的体重管理，不仅为了美观，更是为了健康。

产后体重难以恢复到孕前状态在医学上称为产后体重滞留，这是许多国家和地区的宝妈们共同面临的挑战。据报道，多达 20% 的女性在产后 1 年的体重仍超过孕前体重 5 千克以上。而产后的超重或肥胖也会增加远期肥胖、心血管疾病、代谢性疾病的患病风险。

均衡膳食，减少空热量食品摄入

产褥期和产后的女性在饮食上并无特殊禁忌。产妇的膳食仍应遵循《中国居民膳食指南》中的膳食宝塔，在此基础上适当增加富含优质蛋白、维生素 A、钙、铁食物的摄入，如鱼类、瘦肉、鸡蛋、动物肝脏、牛奶等。过分强调某些食物的好处而导致产妇食谱的单一不但会导致产妇营养摄入不均衡，而且还可能导致能量摄入过剩。另一方面，很多所谓的"生冷食物"，例如新鲜的蔬菜、水果，其实含有丰富的膳食纤维和多种维生素，有助于增加肠蠕动、缓解便秘、增加乳汁维生素和矿物质的含量。说到禁忌，有一类食品的确是减重的相对禁忌，那就是空热量食品。空热量食物，指的是那些除了热量外几乎不能为肌体提供其他营养素的食物，例如可乐、薯片、薯条、奶茶等等。说到底，减重是一个遵循能量守恒规律的过程。我们每日能够获取的热量是有限的，在这个前提下，空热量食物摄入得越多，我们越难以获得足够的营养素。众所周知的减肥要诀"管住嘴，迈开腿"要管住的也正是这一部分食物。产妇在这方面也不例外。

坚持哺乳

母乳喂养除了能给宝宝提供优质的食物来源、增进母儿感情以外，还有助于妈妈们的减肥大业。对于选择纯母乳喂养的产妇，在产后 1~6 个月中每日哺乳消耗的热量约为 330 千卡，而在产后的 7~12 个月中每日消耗的热量约为 400 千卡，而这其中一部分热量来自体内贮存的脂肪。因此，哺乳可以说是产妇专享的减重利器。

适当运动

其实不论是传统医学还是现代医学，都提倡产后要适当运动。中医认为产后"多虚多瘀"，补虚的同时应注重化瘀，现代医学提倡产后适当运动预防静脉血栓形成，而这些过程都需要产妇"动起来"。

体重管理离不开能量守恒定律，想要减重就要做到能量的负平衡，即保持能量的消耗大于摄入。适度运动有利于产后的体重管

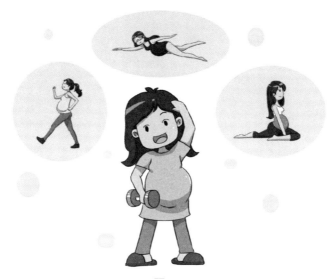

图 16

理，也有助于身体机能的复原。产妇可根据产后的身体状况量力而行，选择安全、平稳的锻炼方式，从产后 2 天开始，可以先试试产褥期保健操，每 1~2 天增加 1 节，每节做 8~16 次。产后 6 周后可以进行有氧运动，如散步、瑜伽、有氧操等，从每天 15 分钟开始，逐渐增加至每天 45 分钟，每周坚持 4~5 次，形成规律。

妊娠和分娩对于古人来说是一项危险而艰巨的任务。即便是当代，在很多医疗条件不发达的地区，情况也不容乐观。很多女性生孩子几乎等同于在鬼门关走一遭，产后自然需要好好坐个月子调养一下。随着现代医学的发展，我们对妊娠和分娩有了科学的认识，认清了导致围生期不良结局事件的真凶。因此，我们也意识到在传统的坐月子观念中，有些宜实为不宜，有些忌实为不忌。打破这些不必要的条条框框，向着健康的产后生活迈出第一步，接下来的路才能越走越顺。

（王星然　徐嫣）

No. 1656818

处方笺

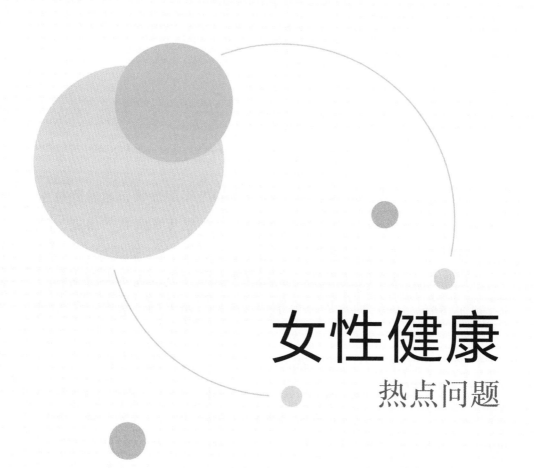

女性健康
热点问题

医师：＿＿＿＿＿＿＿＿＿＿

临床名医的心血之作……

更年期女性的饮食营养建议

75%以上的绝经女性会有不同程度的更年期症状，通过调整生活方式等措施可以在一定程度上预防或延缓更年期症状的出现，其中合理营养是有效的预防措施之一。

更年期女性要保证营养素摄入的平衡，多摄取优质蛋白质和新鲜蔬菜水果，多吃富含优质蛋白质的食物，如牛奶、瘦肉、鱼虾、大豆及其制品等。

同时可以根据不同症状选择具有不同功效的食物进行调理。更年期宜选择富含维生素B类的食物，如粗粮（小米、麦片）、豆类、瘦肉及牛奶等，能起镇静安眠功效；多吃绿叶菜、水果，更年期女性每天至少食用200~400克水果和300~500克蔬菜。增加含钙丰富的食品，如豆干、豆浆、豆腐、牛奶、虾皮，以及海藻类食品等，预防骨质疏松和骨折。月经紊乱、经血量多引起贫血者，可选择含血红素铁丰富的肉禽鱼类，以及含维生素C、叶酸丰富的水果绿叶蔬菜，预防缺铁和贫血。

女性要减少脂肪尤其是饱和脂肪的摄入，少吃过咸的食物，避免出现更年期水肿、血压增高，每日食盐总摄入量不超过6克为宜。更年期女性应避免饮酒、咖啡、浓茶、辣椒等刺激性食物，以免加剧其神经系统的兴奋性，造成其情绪上的不稳定。

北美绝经学会（NAMS）对更年期女性提出 6 点健康饮食指导，这些饮食原则和方法也适合我国更年期女性在选择食物安排饮食时参考。

1. 饮食中增加蔬菜和水果

一项关于中年老年女性水果和蔬菜摄入量的新研究表明，这些食物中的抗氧化剂能降低她们心脏病发作的风险。五颜六色的水果和蔬菜往往营养最丰富。

2. 食物和饮料中不要添加糖或甜味剂

尽量选择新鲜天然的水果，建议更年期女性每天摄入 1 份半水果。需要注意的是许多果汁含有非常高的热量，建议喝果汁时加入足量冰块。

3. 选择全谷物食品

谷类（如面包、饼干、米饭或面食）的最佳摄入量是每天 140~170 克，其中至少有 85 克全谷物。可以降低罹患心血管疾病、糖尿病、高血压和结直肠癌的风险，也有助于减轻体重。

4. 不要吃加剧潮热症状的食物

如辛辣食品、酒精或咖啡因。

5. 多吃鱼类

尤其是深海鱼类，每周至少 2 次。两份深海鱼（约 227 克）能提供健康剂量的 ω–3 脂肪酸，可以降低成年人猝死和心脏病死亡的风险。

6. 减少食盐摄入量

可预防或帮助控制高血压。

（徐丹凤　孙建琴）

预防乳腺癌，从健康饮食做起

乳腺癌是女性最常见的恶性肿瘤之一，近年来发病率不断上升，据统计，我国每年乳腺癌发病约 16.9 万，乳腺癌成为女性恶性肿瘤的第一位，被称为第一"红颜杀手"。

虽然乳腺癌发病率高，但乳腺癌的生存率普遍高于其他大多数癌症，美国国家癌症协会的数据显示：早期乳腺癌的五年生存率达到 90% 以上，所以被诊断为乳腺癌绝不等于死神来了，下面就让我们一起来更多地了解乳腺癌。

乳腺癌的高危人群

1. 有乳腺癌家族史者。

2. 月经初潮年龄小于 13 岁；绝经年龄超过 53 岁；或整个行经周期超过 40 年。

3. 初产年龄超过 33 岁或从未生育者。

4. 肥胖者，尤其是绝经后体重迅速增加者。

5. 有吸烟、酗酒不良嗜好者。

6. 常年高脂肪、低纤维素饮食者。

7. 有卵巢癌、子宫癌或结肠癌病史者。

8.有乳腺良性疾病手术史者。

临床统计，只有约 1/4 的乳腺癌患者有上述的高危因素，另外 3/4 的患者并没有所谓的高危因素，所以女性千万不要因为没有乳腺癌的高危因素而掉以轻心，也不要因为具有上述的高危因素就终日忧心忡忡。另外，乳腺癌并非女性的专利，男性也有乳腺癌。

如何筛查和预防乳腺癌

乳腺癌是可以通过人群筛查来及早发现、诊断、治疗以显著改善生存的。

建议 40 岁以上女性每年做 1 次钼靶检查，40 岁以下的女性定期做乳腺 B 超。对于乳腺癌高危人群，缩短定期检查的周期十分重要。

建立健康的生活方式，有助于预防乳腺癌

WHO：40% 的癌症是可以通过健康的生活方式预防的，且不仅限于乳腺癌。

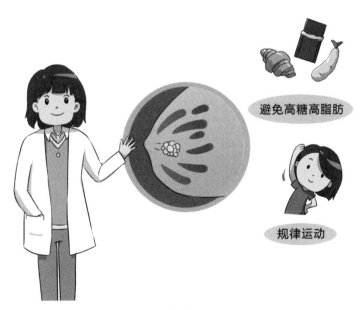

图 17

世界癌症研究基金会也给出了预防癌症的 3 条建议：

1. 健康体重范围内尽可能的瘦：应该将体质指数 BMI 控制在 18.5~24 千克 / 米 ^{2} 的范围内（BMI= 体重 / 身高 / 身高），若要降低癌症风险，那么需要控制 BMI 在 20 千克 / 米 ^{2} 左右。

2. 每天锻炼至少 30 分钟：有氧运动为主，同时运动过量也不利于健康。有氧运动包括：慢跑、快走、游泳、跳绳、骑车、健身操等等。此外抗阻力性训练对于保持肌肉的强健、预防代谢性疾病也很有好处。

3. 避免高糖、高脂、低纤维食物：如油炸快餐、肥肉、动物内脏、糖果、甜点等食物。

乳腺癌患者如何合理饮食

乳腺癌患者通过合理饮食，对提高治疗效果、增加肌体免疫力都有帮助。

合理饮食的原则包括：

1. 多吃水果蔬菜：每天吃 400~800 克果蔬，绿叶蔬菜、胡萝卜、土豆和柑橘类水果防癌作用最强，每天吃 5 种以上果蔬且常年坚持才有持续防癌作用。

2. 每天吃粗粮：600~800 克各种谷物、豆类、植物类根茎，加工越少的食物越好，少吃精制糖。

3. 适量吃肉：如果吃鱼、禽类、瘦猪肉及其他动物性食物，应保证它们只占到餐盘的 1/3 或更少，且尽可能避免吃加工肉，如：咸肉、香肠、火腿等；避免肥肉和内脏，并尝试在一周之内有几餐不吃肉，而用快炒蔬菜、豆腐或鸡蛋代替。

另外，乳腺癌患者还可以适当补充豆制品、绿茶、海鱼或鱼油等食物以降低乳腺癌的复发率，提高肌体免疫力。

豆制品：研究表明，大豆里的大豆异黄酮不但不会增加乳腺癌的风险，反而会降低乳腺癌的患病率，大豆异黄酮对女性体内雌激素水平起到的是双向调节作用，简单来说，当我们体内雌激素不足的时候，它可以起到补充雌激素的作用，而当体内雌激素水平过高时，它又发挥抑制作用。推荐每天食用大豆制品 30~50 克，可抑制雌激素相关肿瘤发生。

绿茶：绿茶中的茶多酚，是肿瘤最有效的天然解毒剂，可以减缓癌细胞的增长。

海鱼及鱼油：其中含有丰富的 n-3 多不饱和脂肪酸，能改善肿瘤患者的营养，改变细胞膜类脂组成与结构，增加患者免疫功能，有助于改善患者体重、生存率及生活质量。

（红房子医院营养科）

处方笺

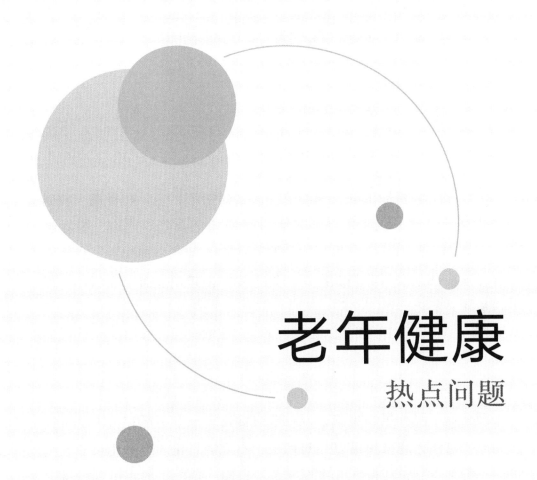

老年健康
热点问题

医师：_____

临床名医的心血之作……

老年人会吃，少得病

国家卫健委推出的《中国老年人膳食指南》中，在普通人群膳食指南的基础上增加了适应老年人特点的膳食指导内容，旨在帮助老年人更好地适应身体机能的改变，努力做到合理营养、均衡膳食，减少和延缓营养相关疾病的发生发展，延长健康生命时间，促进成功老龄化。

少量多餐食物细软

不少老年人牙齿缺损，消化液分泌减少，胃肠蠕动减弱，容易出现食欲下降和早饱现象，以致造成食物摄入量不足和营养缺乏，因此，老年人膳食更需要相对精准，不宜随意化。可采用进食 5 次即三餐两点制，或进食 6 次即三餐三点制；每次正餐提供的能量占全天总能量的 20%~25%，每次加餐的能量占 5%~10%，且宜按照自身生活习惯定时定量用餐。

表 7　65 岁以上老年人每日食物推荐摄入量

食物类别	推荐摄入量（克／日）	食物类别	推荐摄入量（克／日）
谷类	200~250	坚果（／周）	50~70
全谷杂豆	50~150	畜禽肉	40~50

食物类别	推荐摄入量（克／日）	食物类别	推荐摄入量（克／日）
薯类	50~75	蛋类	40~50
蔬菜	300~450	水产品	40~50
水果	200~300	油	25~30
乳类	300	盐	<6
大豆（／周）	105		

另外，老年人食物的制作要细软。可将食物切小切碎，或延长烹调时间。肉类食物可切成肉丝或肉片后烹饪，也可剁碎成肉糜制作成肉丸食用；鱼虾类可做成鱼丸、鱼羹、虾仁等。坚果、粗杂粮等坚硬食物可碾碎成粉末或细小颗粒食用。多选嫩叶蔬菜，质地较硬的水果或蔬菜可粉碎榨汁食用；蔬菜可制成馅、碎菜，如菜粥、饺子、包子、蛋羹等。多采用炖、煮、蒸、烩、焖、烧等烹调方式，少煎炸、熏烤。

预防营养素缺乏

老年人常因生理功能减退以及食物摄入不足等缘故，出现某些矿物质和维生素的缺乏，引发钙、维生素 D、维生素 A、维生素 C 缺乏以及贫血、体重过低等问题。这些问题可通过合理营养加以纠正。

日常膳食中，合理利用营养强化食品或营养素补充剂来弥补食物摄入的不足。

对于有吞咽障碍和 80 岁以上老年人，可选择软食，进食过程中要细嚼慢咽、预防呛咳和误吸。出现贫血，钙和维生素缺乏的老年人，在营养师和医生的指导下，选择适合自己的营养强化食品或营养素补充剂。

老年人还应少饮酒、少喝浓茶，避免影响营养素的吸收。服用药物时，要注意相应营养素的补充。

主动足量饮水

饮水不足可对老年人的健康造成明显影响，而且老年人对缺水的耐受性会下降，因此要主动足量饮水，并养成习惯。正确的饮水方法是少量多次、主动饮水，每次 50~100 毫升，在清晨、睡前一两个小时，运动前后，都需要喝点水，不应在感到口渴时才喝。

老年人每天的饮水量应不低于 1200 毫升，以 1500~1700 毫升为宜。

饮水首选温热的白开水，根据个人情况，也可选择饮用矿泉水、淡茶水。

吃动结合防肌肉衰减

肌肉是身体的重要组成部分，延缓肌肉衰减对维持老年人自理能力、活动能力和健康状况极为重要。延缓肌肉衰减的有效方法是吃动结合，即一方面要增加摄入富含优质蛋白质的食物，另一方面要进行有氧运动和适当的抗阻运动。

老年人要积极参加户外活动，因为紫外线照射有利于体内维生素 D 合成，延缓骨质疏松和肌肉衰减的发展。运动量应根据自己的体能和健康状况随时调整，量力而行，循序渐进。一般每天户外锻炼 1~2 次，每次 30~60 分钟，以轻度的有氧运动（慢走、散步、太极拳等）为主；身体素质较强者可适当提高运动强度，如快走、跳广场舞、参加各种球类运动等。活动量均以轻微出汗为度，或每天活动折合至少 6000 步。

每次运动强度不要过大，持续时间不要过长，可以分多次运动，每次不低于 10 分钟，要有准备和整理活动。

如条件许可，还可以进行拉弹力绳、举沙袋、举哑铃等抗阻运动二三十分钟，每周 3 次以上。进行活动时应动作舒缓，避免碰伤、跌倒等意外事件发生。

每天应吃 12 种以上食物

老年人要常吃富含优质蛋白的动物性食物，尤其是红肉、鱼类、乳类及大豆制品；多吃富含 ω-3 多不饱和脂肪酸的海产品，如海鱼和海藻等；常吃蔬菜水果等含抗氧化营养素的食物；适当增加摄入维生素 D 含量较高的食物，如动物肝脏、蛋黄等。

天天喝奶多喝低脂奶及其制品；有高脂血症和超重肥胖倾向者应选择低脂奶、脱脂奶及其制品；乳糖不耐受者可饮用低乳糖奶、舒化奶或酸奶。

每天吃大豆及其豆制品，老年人每天应该吃 30~50 克大豆及其豆制品。若以蛋白质的含量来折算，40 克干大豆相当于 80 克豆腐干、120 克北豆腐、240 克南豆腐或 650 克豆浆。

老年人每天应至少摄入 12 种的食物，饭菜少盐、少油、少糖、少辛辣。

早餐宜有 1~2 种主食、1 个鸡蛋、1 杯奶，另有蔬菜或水果。中餐、晚餐宜有 2 种以上主食，1~2 种荤菜、1~2 种蔬菜、1 个豆制品。

胖瘦要适当

老年人胖瘦要适当，体重过高或过低都会影响健康，特别是"千金难买老来瘦"的传统观念必须纠正。

体重是否适宜，可根据自己的 BMI 来衡量。BMI 的计算方法是体重（千克）除以身高（米）的平方。老年人的 BMI 最好不低于 20.0 千克 / 米 ^{2}，最高不超过 26.9 千克 / 米 ^{2}。如果体重过轻或过重，建议通过营养师的个性化评价来指导和改善。

老年人应注意监测体重变化，如果没有主动采取减重措施，与自身一段时间内的正常体重相比，体重在 30 天内降低 5% 以上，或 6 个月内降低 10% 以上，则应该高度重视，应到医院进行必要的体格检查。

（孙建琴）

老年人吞咽障碍的饮食治疗策略

色香味形俱佳的食物，不光给人带来生命活动所需要的营养，也给人们带来享受生活的乐趣。84%的健康人认为进食是一种乐趣，而吞咽障碍人中仅有 45% 的人能感受到这种乐趣。

什么是吞咽障碍?

吞咽障碍是指固体食物或液体从口腔至胃的运动障碍或传送延迟，吞咽时伴有（或无）吞咽疼痛，严重时食物甚至完全不能通过。近年来，老年吞咽障碍的治疗和研究逐渐被医学界关注，也成为老年人营养学的重要工作内容。

吞咽障碍危害

老年人由于从口腔前部到贲门的吞咽通道中的某一部分发生病变，吞咽反射径路的某一部位受损或受到邻近组织器官病变的影响，皆可导致不同程度的吞咽障碍，出现吞咽不畅、食管内食物积留、饮食从鼻腔反流或部分进入气管等。患者常因饮水呛咳、吞咽困难、误吸导致肺部感染，甚至窒息死亡，也可因进食困难而引起脱水、电解质及营养物质摄入不足造成严重的营养不良。

1. 脑卒中及颅脑损伤

吞咽功能障碍是脑卒中患者常见并发症之一，其发生率高达22%~73%。

2. 帕金森病

35%~82%的帕金森病患者存在吞咽障碍，而同年龄的人群只有6%的发生率。

3. 高龄

许多看似进食正常的老年人其实已患有慢性吞咽障碍。我们研究发现，80岁以上的高龄老年人中有40%存在程度不同的吞咽障碍，但本人和家属并不知道，并因此造成营养不足、体重减轻。

另有报道，牙齿缺失、口腔敏感性减退、味觉和嗅觉改变、视力减退、目光注视与手的协调动作减退、独自进食、情绪抑郁等多种因素，都可能导致老年吞咽障碍。

吞咽障碍对老年人生活质量、心理等方面都会产生严重的负面影响，超过50%的患者会减少进食量，44%出现体重下降，41%在进食时有紧张或恐慌心理。

早发现早预防

如何发现吞咽障碍的问题？日常生活中，老年人会在吃饭、喝水时发生呛咳，一般咳嗽几声也就解决"呛""噎""梗"的问题了，如果反复发生原因不明的喝水呛咳，吃东西流口水、漏出来，甚至反复呛咳引起肺炎（这种肺炎实际上不是感染引起的）。家人发现老人有这些表现时应高度重视，提高警惕，及早就诊，请医生明确诊断：

（1）饮水或吞唾液时出现呛咳。

（2）吞咽时或吞咽后咳嗽。

（3）进食时发生梗噎。

（4）进食后有食物黏着于咽喉内的感觉。

（5）在吞咽时有时会出现疼痛症状。

（6）进食时有口、鼻反流，进食后有呕吐。

（7）经常且反复发生原因不明的肺炎。

（8）常出现隐性误吸。

（9）进食时间延长，或者需要用力吞咽或改变体位。

饮食治疗要点

吞咽障碍患者饮食治疗总的原则是安全进食、充足营养和保证生活质量。以脑卒中后吞咽障碍为例，食物的色香味对患者的康复很重要，训练其自主饮食可以锻炼改善患者的脑功能，所以轻易不要选择下胃管。居家饮食护理还应注意：

1. 液体食物使用增稠剂

将增稠剂加入水、茶、果汁、牛奶、咖啡、肉汤鸡汤等液体中，用汤匙搅拌均匀后喂食。使用液体增稠剂，可减少饮水呛咳、纠正脱水情况。

2. 食物质地选择

从有黏度的流质食物→有黏性的半流质→成形的半固态食物→易咀嚼的固体食物逐渐过渡，直至确认患者进食能力基本改善后方可进食无黏度、肉类等难以咀嚼的食物。

适合老年吞咽障碍患者的糊状饮食：

（1）主食：泥状粥、麦片糊、面糊（馒头）。

（2）蔬菜豆类：各种蔬菜泥、芋泥、土豆泥、红豆沙、绿豆沙、枣泥。

（3）水果：各种水果汁、水果泥。

（4）乳类：牛奶、酸奶、奶昔。

（5）鱼肉蛋类：肉泥、鱼泥。

（6）点心：蛋糕、布丁、蛋羹。

3. 就餐时护理要点

（1）就餐前。

确保安全的饮食姿势，调整好桌子的高度、椅子（轮椅）角度。卧床患者要把床摇起 60°~90°。脑卒中患者要保持清醒状态、睁开眼睛；进餐的环境要安静、宽松，关掉电视机或收音机，减少进餐者的分心；进餐时不要大声说话，以保持轻松、愉悦的心情进餐，减少呛咳，增加进餐的安全性。

食物在口中的位置：喂食时应把食物放在口腔最能感觉食物的位置，脑卒中患者要把食物放在健侧舌面后部或健侧颊部，以利于食物吞咽。

（2）进食量。

掌握每次摄食入口适合吞咽的"一口量"。一口量一般在 5~10 毫升（克），或者 1/3 汤勺。防止量过多，使食物从口中漏出或引起咽残留导致误吸。食物量过少，则会因刺激强度不够，难以诱发吞咽反射。

（3）进食速度。

为减少误咽的危险，应采用合适的进食速度，前一口吞咽完成后再进食下一口，避免 2 次食物重叠入口的现象。某些吞咽延迟或咽缩肌无力者，常需要 2~3 次吞咽才能将食团咽下，因此食团过大，速度过快，食物容易滞留于咽部并发生误吸。

4. 保持口腔清洁，预防肺炎

要经常观察患者口腔里牙、牙龈、舌头舌苔、黏膜、假牙、有无口臭、唾液量等情况，每次饭前饭后要漱口，如有假牙应摘掉清洗。选择合适的牙刷刷牙，保持口腔清洁，可有效预防肺炎的发生。老年吞咽障碍患者同样需要安全、好看、美味的营养食物，借鉴日本针对高龄老年人研制的介护食品经验，华东医院营养中心也研制出自己的介护食品、慕斯食品，这些食品柔软细滑、不需咀嚼、容易吞咽，可明显减少呛咳和误吸，同时保持了食物风味颜色、品种多样，提高了老年吞咽障碍患者对治疗饮食的依从性和生活质量！

表 8　咀嚼吞咽障碍患者的食物选择

	推荐食物	禁忌食物
谷类	馒头、包子（豆沙包、肉包、菜包、小笼包），软的面饼	汤圆、油饼、油条、硬的烙饼
	软的切面、意大利面	两面黄、炒面
	粥、软饭	八宝饭、粽子、杂豆饭
	软的面包、三明治	烤面包、法式面包、比萨、麸皮面包
	菜肉馄饨、鲜肉馄饨、小馄饨、水饺	煎饼、煎饺、生煎、锅贴
蔬菜类	叶菜花菜类：选择易煮软，如青菜、菠菜、米苋、生菜	一切未经加工的蔬菜（切、撕）
	薯芋类：芋 、土豆、山药	硬的，富含粗纤维、茎和梗的蔬菜、豆类，如玉米、花菜的梗、芹菜、莴笋、绿豆芽、黄豆芽
	茄果类：冬瓜、丝瓜、黄瓜、南瓜、番茄、茄子 以上所有蔬菜均需加工切小、切碎至 1.5 厘米 ×1.5 厘米	
水果类	含果胶和水分较多、质地松软的新鲜水果，如草莓、猕猴桃、香蕉、木瓜、柿子、杧果、火龙果	易引起吞咽窒息危险的圆形水果，如葡萄、樱桃
	质地较硬的水果如红富士苹果、哈密瓜、生梨、青桃等 可将水果切成小块状 1.5 厘米 ×1.5 厘米，直接或烧成水果羹食用	富含粗纤维的水果，如菠萝
	各种水果泥或水果汁	
乳类及其制品	牛奶、奶昔	酸奶（含坚果、颗粒）
	酸奶（含软水果的酸奶）	硬的干奶酪
	软的奶酪	

	推荐食物	禁忌食物
鱼肉虾蛋及豆制品类	去骨的鱼、虾、畜肉、禽肉类	带骨的动物性食物，如大排、小排、蹄髈、鸡腿、鸡翅等
	任何形式的蛋类（除了油煎、油炸的）	干、硬、难咀嚼、脆的食物，如鸭肫、蹄筋、猪肚、牛肚、牛舌、牛肉干、猪肉脯
	嫩豆腐	腌腊食品
		油煎、油炸的蛋类
		煎炸的豆腐
甜品	布丁、冰淇淋	脆饼、饼干
	清蛋糕、奶油蛋糕	硬皮糕点，如开口笑、桃酥
	酥皮点心，如老公（婆）饼、凤梨酥、豆沙月饼、椰蓉月饼、鲜肉月饼	含坚果的点心，如五仁月饼
其他	没有果粒的果酱、细花生酱	粗粒花生酱

（孙建琴）

"存钱不如存肌肉"——认识肌少症

20岁时爬7层楼步履矫健一步能跨两个台阶，80岁时爬3层楼两腿沉重拖不动气喘吁吁……"人老，腿先老"，这是人们熟知的一句俚语，这句话有科学道理吗？

当人们越来越多地重视体重超重、肥胖、"三高"对健康的危害，还有一种似乎看得见、却又不被人们所重视的疾病正潜滋暗长悄悄危害着老年人的健康，这就是"肌少症"（sarcopenia，又称肌肉衰减综合征、骨骼肌减少症、少肌症等）。

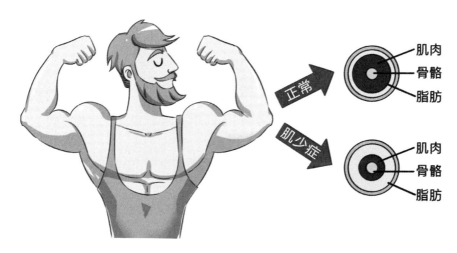

图18

你知道吗？人体有肌肉 600 多块，约由 60 亿条肌纤维组成，其中最长的肌纤维达 60 厘米，最短的仅有 1 毫米左右。大块肌肉重约 2 千克，小块的肌肉仅有几克。一般人的肌肉占体重 35%~45%。

按结构和功能的不同，肌肉可分为平滑肌、心肌和骨骼肌三种，按形态又可分为长肌、短肌、扁肌和轮匝肌等。

平滑肌：主要构成内脏和血管，具有收缩缓慢、持久、不易疲劳等特点。

心肌：构成心壁，心肌、平滑肌都不随人的意志收缩，故又称不随意肌。

骨骼肌：分布于头、颈、躯干和四肢，通常附着于骨，骨骼肌收缩迅速、有力、容易疲劳，可随人的意志舒缩，故又称随意肌。每块骨骼肌不论大小，都具有一定的形态、结构、位置和辅助装置，并有丰富的血管和淋巴管分布，受一定的神经支配。因此，每块骨骼肌都可以看作是一个器官。骨骼肌具有重要的运动、内分泌和贮备功能，是巨大的氨基酸贮备库，也是心肺功能贮备库，具有重要的调节功能。骨骼肌是瘦组织群的主要组成成分，是维持人体生命健康的重要肌体组成，瘦组织群丢失将直接影响患者的健康状况和临床结局。由于骨骼肌是葡萄糖代谢过程中摄取和贮存的重要组织，随着研究的深入，人们发现骨骼肌能够分泌多种"肌肉因子"，调节着其他的远端器官，包括调节葡萄糖、能量和骨代谢，肌肉损失可以诱发与胰岛素抵抗相关的代谢紊乱；骨骼肌衰减会降低人体对疾病和创伤的耐受能力，增加并发症，降低生存质量，增加死亡风险。肌肉是公认的"生命器官"和"组织器官"。

从这一点上看，"有钱难买老来瘦"值得商榷。因为更多的肌肉意味着更佳的健康状态，更强的组织修复与抗应激能力。

肌肉随增龄发生改变

人体骨骼肌有生长和衰老的规律。从 30 岁开始，骨骼肌肌肉量达到峰值，此后每年减少 1%~2%，骨骼肌力量每年减少 1.5%~3%。随着人的年龄不断增长，控制骨头活动的骨骼肌（横纹肌）弹性纤维会逐渐由结缔组织所代替。结缔组织虽然很结实，但没有弹性，因此肌肉变得较弱，不能强力收缩。肌肉力量衰退了，反应也相应地变迟钝了。

研究显示，肌肉质量下降可能最早起源于成年人早期，以 2 型肌纤维的萎缩与丢失开始，并持续一生。而肌肉功能下降可能开始于 35 岁左右，50 岁后下降速度开始加速，60 岁后进展加速，75 岁后下降速度达到顶峰。相比较而言，肌肉功能（力量与输出功率）下降速度较质量下降速度更显著。每个人肌肉衰退程度存在很大的异质性。

在老年人常见的腹型肥胖，也称为肌少性肥胖症，这是肌肉和脂肪量之间的不平衡，即骨骼肌质量减少和内脏脂肪增加所导致。该病的发生与身体成分变化、活动减少、激素代谢紊乱、炎症因子刺激密切相关。在肌少性肥胖症中，肌肉萎缩引起的体力活动减少直接会造成体脂肪积聚，从而使肌肉萎缩的促炎因子水平增高。

现代人都知道"你不理财，财不理你！"如果肌肉贮备少了，相应的健康财富就少了，而再多的钞票也买不来健康！

"肌少症"是一种疾病

"肌少症"是与增龄相关的进行性骨骼肌量减少、伴有肌肉力量和（或）肌肉功能降低。肌少症作为老年性疾病中的一种，具有较高的发病率、进展隐匿、渐行加重、不良影响广泛等特点。鉴于其在老年人群中高度流行，对健康的影响重大，肌肉衰减症已于

2016 年正式入编世界卫生组织国际疾病分类表（ICD-10-CM，代码 M62.84）。

肌少症（sarcopenia），最早在 1989 年由 Rosenberg 提出。常见于老年人、体力活动缺乏者、慢性疾病患者及各种恶性肿瘤患者，与衰弱、跌倒、失能、生活质量下降、死亡等不良结局风险增加密切相关，并带来高额的医疗费用和经济负担。不同研究报道，肌少症患病率从 3%~31% 不等。据统计，在 60~70 岁的老年人中肌少症的发病率为 5%~13%，80 岁以上的老年人发病率则高达 11%~50%。年龄越大，肌少症发病率越高，伴随的疾病也越严重，如老年衰弱、恶性肿瘤患者的恶病质、少肌性肥胖等。在我国的西部地区，农村老年人较城市老年人更容易患肌少症。

2020 年 2 月，亚洲肌少症工作组（AWGS）发布了最新版关于肌少症的诊断及治疗共识（AWGS2019），该共识是在 2014 版基础上结合近年来最新研究成果进行的修订。希望老年医学工作者和普通民众都能重视"肌少症"对健康的影响。

需要强调的是，肌少症并不是老年人"专利"，年轻人同样会受到它的威胁。最新的专家共识把肌少症分为急性、慢性两种：①急性肌少症：肌肉衰减症持续时间少于 6 个月，与急性疾病或创伤性疾病相关，例如车祸严重创伤、重大外科手术、入住 ICU 等。②慢性肌少症：肌肉衰减症持续衰减时间大于 6 个月，常见于慢性进行性疾病，增加失能和死亡率。

肌肉衰减综合征的发病机制尚未完全明确，已知众多因素与其发生和发展密切相关，其中个体内在因素包括老龄化、内分泌功能变化、骨骼肌去神经支配、体力活动量下降、营养失衡与基因遗传等，外在因素则包括各种原发疾病和全身慢性炎症，各种因素间相互影响，共同促进疾病的进展。

"存钱不如存肌肉"，肌肉意味着力量，肌肉意味着更强的生命力。我们每个人都应该意识到"贮备肌肉"的重要性，在年轻时通过科学营养、运动锻炼等方法，极大地提高肌肉和骨骼的峰值。

最后再来回答文章开篇提出的问题，"人老，腿先老"有科学根据吗？回答是肯定的。有研究发现，老龄化肌肉衰减时下肢力量降低明显超过上肢；伸肌明显超过屈肌，膝关节伸肌力量的下降为55%~76%，肌肉力量下降超过肌肉体积的衰减！

（孙建琴）

No. 1656818

处方笺

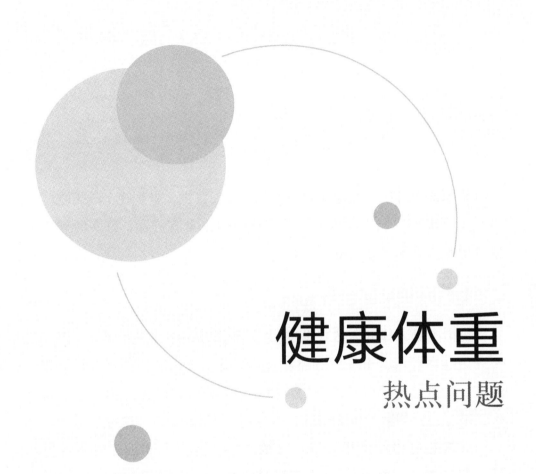

健康体重
热点问题

医师：＿＿＿＿＿＿＿＿＿

临床名医的心血之作……

早上吃不下，晚上吃不饱，这可怎么减肥？

不知道您有没有过这样的经历，早上没食欲，越到晚上越想吃，而且很难满足？饥饿与食欲一路同行，但也常有分岔，好多时候不饿也想吃，吃饱了也不满足呢！

饥饿感和食欲有区别

饥饿感是人体的天然"设定"，它不像开关那样非开即关，而是有渐进性和轻重，出现时胃部常有咬噬感，大脑容易昏沉，常伴有疲劳。饥饿感出现时对食物的具体要求不高，一个茶叶蛋，一把花生，甚至一根胡萝卜也能将就，"饥不择食"说的就是这种情形。

饥饿感可以用食物喂饱，食欲却不一定。食欲具有后天选择性，它可能突然造访，大脑意识很活跃，迫切想找东西吃，想吃的也往往比较具体：咸辣炒米粉，松脆的薯片，醇香丝滑的巧克力……

饥饿感有内源性昼夜节律

在人的行为之外，人体还有一套昼夜节律系统在调节饥饿感，导致生理饥饿感在早晨有一个低谷，晚上有一个高峰。在这种节律的驱使下，食欲也会跟着波动，因此会出现"早饭吃不下，晚上特想吃"。这种昼夜节律内在受胃饥饿素和瘦素的影响最大，外在受进餐环境、个人生活方式、行为周期等影响。在食物短缺的年代，晚上多吃有利于整夜储备能量，但对于久坐和食物丰富的现代人，那便是日积月累增加体重。

睡得晚，改变食欲

熬夜会增加胃饥饿素的水平，抑制瘦素分泌，使人饥饿感和食欲增加，还更倾向于高热量食物；晚睡又给夜宵提供了富裕的时间，针对轮班工人的研究也发现，上夜班的人昼夜节律失调，在晚间食欲最高的时段要保持较长时间清醒，对饥饿感尚未发现显著影响，但对甜味、咸味和富含淀粉食物的欲望却是大增。要注意的是，这种情况与夜间进食综合征不一样，后者是一种精神疾病。

睡得少，食欲失控

睡眠不足会导致代谢和内分泌改变，包括葡萄糖耐量、瘦素水平及胰岛素敏感性下降，皮质醇夜间浓度和胃饥饿素水平增加，这些改变都会增加饥饿感，提升食欲。此外，睡得足，瘦素分泌高，不仅抑制食欲，还能促进能量消耗，减少脂肪合成，稳定体重；睡得少则降低瘦素水平，导致食欲和体重增加。有人说，那我晚睡晚起，睡它十小时可以吗？答案可不太乐观。晚睡晚起可能第二天精力尚可，但激素改变对食欲和体重的影响仍然存在。

规律睡，减压力

急性压力通常会导致食欲下降，而慢性压力会升高皮质醇；作息混乱和无节律的睡眠，不仅无法有效减压，也会打乱皮质醇的昼夜节律；这些变化不仅刺激食欲、增加摄食，还让人难长肌肉，难减脂肪。

调整作息，管理食欲

（1）调整睡眠作息。规律的作息可以让日间进餐不易乱，因此调整睡眠往往先于调整饮食。那多早算是早呢，这还真难有标准，如果按照成年人正常的睡眠 6~9 小时，早上 7~9 点吃早餐，那晚上 11~12 点也该入睡了。

（2）卸载"食物减压程序"。找到与吃无关的压力应对策略会很受用，比如感到紧张焦虑时，尝试冷水洗脸、离开办公桌、整理抽屉、深呼吸、换个房间、缓慢喝杯热茶、清理垃圾信息等等。

（3）储备食物有方向。不在家里或办公室里储备"好吃""易吃"的食物，比如酥皮点心、薯片、膨化食品等；准备那些并非首选但有助于充饥的食物，比如原味坚果、地瓜干、低糖酸奶、干枣、全谷饼干、风干牛肉等等。

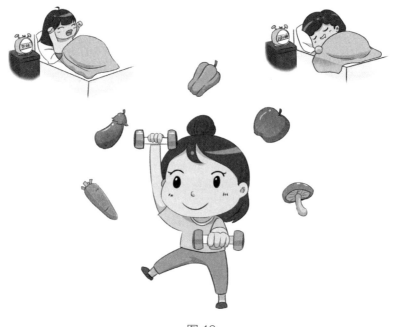

图 19

（4）限制食物刺激。色香味对食欲的调动可谓再自然不过了，若舍不得与富含油盐糖的食物"决裂"，可以尝试将其与"低频率事件"绑定，比如只在每半个月去电影院时才吃薯片，或者只在逢10号的日子吃甜品。

在管理体重方面，若能对自己的饥饿感和食欲较为熟悉，摸顺它们的"牌路"，体重管理也就多了张好牌。

（田芳）

身材焦虑后，带来的是健康饮食焦虑

说到当代人的生活理念，健康与饮食可谓是息息相关。由于身材焦虑、慢性疾病患病率、人们生活水平的提高等等原因，大家越来越意识到，吃得多不代表吃得好；相反，"少盐、少油、少糖"的饮食才更为健康。

为了保持完美和健康的身材，火爆全球的轻食套餐、流量巨大的植物肉、明星健康减肥食谱、生酮饮食等等，各种方式是层出不穷，但也带来了健康饮食焦虑症（Orthorexia nervosa）。在英国大火的纪录片《Supersize & Superskinny》中，就出现了一位这样的典型的健康饮食焦虑症患者——玛丽（Maria），是健康饮食的狂热粉丝，拒绝一切工业加工的精致碳水和肉类，精确自己每天的摄入，甚至是坚果也要数着吃。

因为年轻时接触到间歇性断食，导致身体健康出现问题后，玛丽越来越重视自己的"健康膳食"。虽然只摄入新鲜健康的食物，但能量不足、低碳水、低蛋白、低钙的膳食模式，使得玛丽十分消瘦（174厘米/45千克），在日常活动中感到疲劳和劳累。

健康膳食更多的是食物多样，控制分量，从而达到均衡营养的目的，维持肌体的正常运作，提高身体免疫力。过度的身材焦虑和健康饮食焦虑，反而会带来负面效应，甚至带来身体的健康问题。

北京协和医院临床营养科主任陈伟教授表明，轻食健康表明的是一种生活方式，不是吃了轻食就一定能健康，关键还是要把理念延伸到生活的方方面面。那么普通人如何养成健康营养的饮食理念？

日本营养学博士白鸟早奈英就表示：营养均衡的饮食是指适量均衡摄取糖类、脂类、蛋白质、维生素、矿物质五大营养素及膳食纤维。针对想细致管理身体的人，提出了六类基本的食物群，从每个群中选取 2~3 种进行自由组合，可以均衡补充每日所需营养素。

中国营养学会根据中国人的饮食习惯及营养需求绘制了中国居民膳食宝塔，将膳食种类分类，并标注每种食物的推荐摄入量，达到均衡膳食的目的。

均衡膳食，吃动平衡，保持健康体重，远离身材焦虑，远离健康膳食焦虑，保持良好的心态，才是我们现在应该推荐的生活方式！

（仇静婷）

久坐等于慢性自杀——"肌"不可失

动起来，才知道有多健康

世界卫生组织（WHO）最新发布的《关于身体活动和久坐行为的指南》（以下简称《指南》）指出，定期进行身体活动，是预防和管理非传染性疾病 NCD 的关键；身体活动还有利于心理健康，包括预防认知功能降低和抑郁焦虑的症状，并有助于维持健康体重和总体幸福感。《指南》明确提出，儿童青少年每天至少进行 60 分钟中等至剧烈强度的身体活动；成年人和老年人则每周应该进行至少 150~300 分钟的中等强度有氧活动，或至少 75~150 分钟的高强度有氧活动，或者等量的中等强度和高强度组合运动。当一个人从久坐状态变为经常活动状态，即便运动量没有达到 WHO 的推荐标准，也会得到很大益处。

1. 改善与健康相关的身体素质。心肺耐力可综合反映人体摄取、转运和利用氧的能力，较高水平的心肺耐力是身体健康的保证。心肺耐力越差，心血管疾病的早期死亡率越高，且心肺耐力与多种健康效益相关。规律运动可以通过提高心肌的供氧量、降低心肌耗氧量达到提高心肺耐力的作用。

2. 规律运动可以帮助人体维持稳定的体重和体脂百分比，保持良好的瘦体重和足够量的骨骼肌，延缓因为老龄化引起的肌肉量的减少和能力下降。

3. 所有年龄段的人都可以通过柔韧性练习提高关节的最大活动范围或柔韧性，以便更容易完成灵活性要求较高的活动。

4. 平衡能力练习可以提高个体在静止或运动过程中抵抗身体内部或外部力量的能力，进而防止失去平衡，以减少摔倒后受伤的风险。

5. 减少动脉粥样硬化的危险因素。有氧运动对血脂有良好的调节作用，使血浆高密度脂蛋白升高，低密度脂蛋白和总胆固醇下降，胆固醇清除率升高；降低血黏度，预防血栓形成；规律的身体活动和体育锻炼可大大降低各种体形人群患 2 型糖尿病的风险，还可有效降低血压。

6. 降低全因死亡率和慢性疾病的发病率。运动可降低全因死亡率，降低心血管等多种疾病的发病率和死亡率。

7. 对脑健康的影响

身体活动和体育锻炼对脑健康的益处在一次中等到较大强度的身体活动或体育锻炼后即刻出现（即刻效应），这些益处包括短期焦虑降低、睡眠改善和认知功能改善；身体活动还可使长期焦虑、深度睡眠和执行功能得到改善。经常进行身体活动或体育锻炼的成年人和老年人，其生活质量相对较高。

表9　儿童青少年（5~17 岁）运动建议

运动建议	每天至少 60 分钟中等强度至剧烈强度的身体活动，以有氧运动为主
	每周至少 3 天剧烈强度有氧运动以及增强肌肉和骨骼的运动
身体活动受益	改善身体健康（心肺和肌肉健康）
	改善心血管代谢健康（血压、血脂、血糖异常和胰岛素抵抗）
	骨骼健康、心理健康（抑郁症状减少）

身体活动受益	认知结果（学业成绩、执行能力）
	肥胖症减少
良好做法	少量身体活动优于不活动
	即使未达到建议活动水平，少量身体活动亦有益健康
	从少量身体活动开始，逐渐增加频率、强度、持续时间
	向所有儿童青少年提供安全平等的机会并鼓励参与有趣、多样，适合其年龄和能力的身体活动
建议	限制久坐时间，尤其是使用电子设备娱乐时间
注意事项	儿童青少年较多久坐行为与以下不良健康结果有关：更加肥胖；心脏代谢健康、健康状况、行为品行／亲社会行为较差；以及睡眠时间减少

表10　成年人（18~64岁）运动建议

运动建议	每周至少150~300分钟中等强度有氧活动，或者等量组合活动
	每周至少75~150分钟剧烈有氧活动，或者等量组合活动
	每周2天或2天以上中等强度或更高强度肌肉强化活动
身体活动受益	改善全因死亡率、心血管疾病死亡率
	改善新发高血压、位点特异性肿瘤、2型糖尿病
	减少焦虑和抑郁症状
	改善认知健康、睡眠、肥胖指数
额外健康收益	每周300分钟以上中等强度有氧活动，或者等量组合活动
	每周150分钟以上剧烈有氧活动，或者等量组合活动
良好做法	少量身体活动优于不活动
	即使未达到建议活动水平，少量身体活动亦有益健康
	从少量身体活动开始，逐渐增加频率、强度、持续时间
建议	限制久坐时间，久坐时间用来进行各种强度的身体活动（包括微量强度）
	为了帮助减少过多久坐行为对健康的不利影响，成年人进行中等到剧烈强度身体活动应力求超过建议水平

表 11　老年人（65 岁以上）运动建议

运动建议	每周至少 150~300 分钟中等强度有氧活动，或者等量组合活动
	每周至少 75~150 分钟剧烈有氧活动，或者等量组合活动
	每周至少 3 天各种多成分身体活动，强调中等或更高强度的功能平衡和力量训练
身体活动受益	改善全因死亡率、心血管疾病死亡率
	改善新发高血压、位点特异性肿瘤、2 型糖尿病
	减少焦虑和抑郁症状
	改善认知健康、睡眠、肥胖指数
	身体活动有助于预防跌倒和跌倒相关伤害以及骨骼健康和功能性能力的衰退
额外健康收益	每周 300 分钟以上中等强度有氧活动，或者等量组合活动
	每周 150 分钟以上剧烈有氧活动，或者等量组合活动
良好做法	少量身体活动优于不活动
	即使未达到建议活动水平，少量身体活动亦有益健康
	从少量身体活动开始，逐渐增加频率、强度、持续时间
	在自身功能性能力允许的范围内进行身体活动，并根据健康水平调整身体活动强度
建议	限制久坐时间，久坐时间用来进行各种强度的身体活动（包括微量强度）
	为了帮助减少过多久坐行为对健康的不利影响，老年人进行中等到剧烈强度身体活动应力求超过建议水平

骨骼肌是人体高度可塑的器官

人体的肌肉有 3 种，即心肌、平滑肌、骨骼肌，其中骨骼肌占体重的 40%~45%，由数以千计且具有收缩功能的肌纤维组成，附着在骨骼和关节处，接受神经信号进行收缩或舒张活动，从而控制肢体活动。从举手投足，一颦一笑，到精细的运动技巧，走、跑、跳、举等动作都是骨骼肌收缩的结果，对骨骼健康、维持生命活动至关重要。同时，骨骼肌也是重要的内分泌器官，可产生和释放肌细胞因子，以激素方式起作用并对远端器官发挥特异性的内分泌效应，在调节血糖水平、免疫系统等方面产生巨大作用。

肌少症的主要表现为骨骼肌质量及功能的下降，而衰老、疾病等因素导致的身体活动减少是引起肌少症的直接原因。如图所示，随着年龄的增加，肌肉横截面积减少，肌肉被胶原蛋白和脂肪等非收缩组织浸润。肌纤维的数量随着年龄的增长而减少。青壮年时肌纤维比率为70%，到了老年这一比率只有50%。

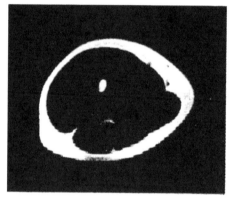 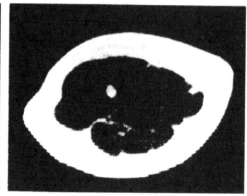

60岁女性肌肉横截面积　　　　　　80岁女性肌肉横截面积

图20　老年女性肌肉横截面

骨骼肌作为人体内高度可塑的器官，通过反复进行强有力的肌肉收缩运动，破坏肌纤维，向肌肉下达"生长"的命令，同时再提供给肌肉用于生长的"原料"时，肌肉就会在休息中变得更加强壮。《肌少症共识》中提到运动是获得和保持肌肉质量和肌肉力量最为有效的手段之一，可以对引起肌少症的基本机制产生直接的有益作用，包括减少炎症、增加骨骼肌的干细胞——卫星细胞和减少脂肪浸润等。提倡从青少年时期开始加强运动，以获得足够的肌肉质量和肌肉力量；中老年时期坚持运动以保持肌肉质量和肌肉力量。与此同时，老年人运动方式的选择需要因人而异，采用主动运动和被动活动，达到保持或者增加肌肉质量和肌肉力量的目的，进而改善运动能力、平衡能力，以及减少骨折的概率。

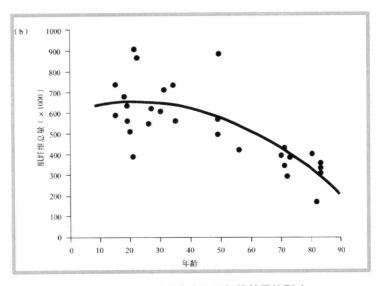

图 21　年龄对肌肉大小和肌纤维数量的影响

（孙建琴）

No. 1656818

处方笺

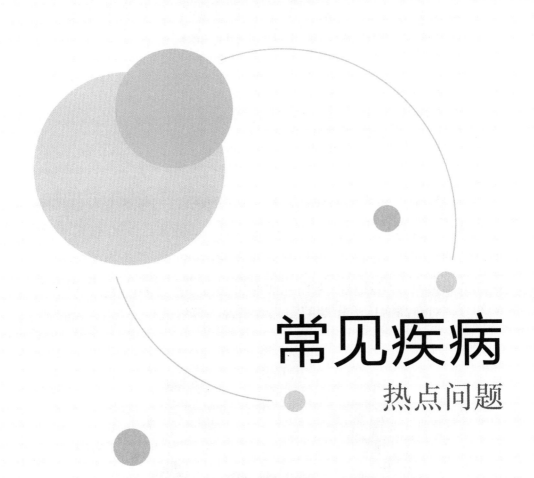

常见疾病

热点问题

医师：_____

临床名医的心血之作……

如何有效地控制高血压?

高血压是一种常见的慢性疾病。研究表明，约每 3 个人中就有一例高血压患者！当收缩压≥140 毫米汞柱，舒张压≥90 毫米汞柱即诊断为高血压。高血压可控制但须终身治疗，除了药物治疗外，良好的生活方式能够有效地控制高血压！而饮食作为生活方式中的一部分，对在高血压治疗期间的患者来说不容忽视！

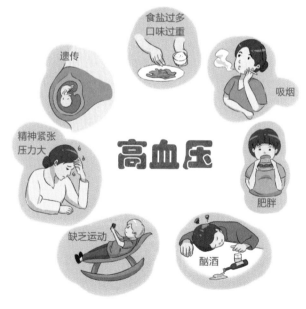

图 22

高血压期间应该注意点什么？

1. 养成良好的生活习惯：改善生活方式能有效地控制血压，注意戒烟戒酒，少吃辛辣刺激的食物。少量多餐，控制肥胖，增加适量运动。

2. 注意钠盐的摄入：提倡淡味饮食，每人每天摄盐量应该控制在 6 克以下（即一个啤酒瓶盖大小），可选用低钠食盐和无盐酱油，尽量不食咸肉、腊肉等含盐量较高的食物。

3. 减少脂肪、胆固醇、饱和脂肪酸的摄入，增加优质蛋白：脂肪摄入过量是引起高血压的危险因素，高血压患者每天的脂肪摄入量不超过每天总能量的 25%，胆固醇控制在每日 300 毫克以下。此外，选择鱼、虾等富含多不饱和脂肪酸的食物可有助于降低心血管疾病。除了并发肾功能不全的患者外，优质蛋白的摄入，也会促进血压的降低，例如：鱼类中的蛋白质能起到降压和减少脑卒中的作用，大豆蛋白质具有保护心血管作用等。

4. 补充膳食纤维，增加微量元素的吸收：增加高钾、高钙、高镁的食物，例如：豆类、蘑菇、紫菜、海带、黑木耳、香蕉、哈密瓜等。注意一些草酸含量较高的食物（如菠菜、苋菜、竹笋等）不宜与高钙食物一起食用，不利于人体对钙的吸收。

5. 控制肥胖：肥胖或超重会导致血压的升高，故减肥对控制高血压也是十分的重要。建议平时生活上三餐定时，晚上不加餐，不暴饮暴食，适当运动。

良好的生活方式、健康的饮食习惯，不仅能改善高血压，也能有效地控制和预防其他慢性疾病！高血压作为一个常见的慢性疾病，可控制但须终身治疗，除了药物治疗外，可以改善生活方式来有效地控制血压。规律的生活作息，戒烟戒酒、清淡饮食，适当运动、控制肥胖。

（仇静婷）

痛风患者看过来，超详细的饮食指南

痛风可视为一种"阈值"疾病，饮食管理的目的是避免血尿酸的骤然升高或者短期内大量累积，减轻尿酸结晶负荷，预防痛风反复发作，改变痛风的病程。此外，痛风患者因为害怕吃得不对，饮食上多存在"矫枉过正"，预防营养缺乏是饮食管理的另一个方向。

奶蛋：每天要吃

奶类和蛋类对痛风患者极其友好，请看下表那些毫无存在感的嘌呤含量。考虑到许多痛风患者多伴有超重或肥胖，建议每天250~300毫升低脂奶（无需全脱脂），蛋黄每天不超过1个，蛋白则可以吃1~2个。

表 12　奶类和蛋类的嘌呤含量（毫克 /100 克）

奶类	牛奶	1	酸奶	8	奶酪	2
	奶粉	4	乳酸饮料	1	植物黄油	
蛋类	熟鸡蛋	1	鹅蛋	1	咸鸭蛋	微量
	皮蛋	1	熟鹌鹑蛋	7		

吃肉：有的放矢

关于吃肉，吃什么、吃多少，都很重要。吃什么肉类呢？限制牛肉、羊肉和猪肉，倾向于禽类和淡水鱼。至于吃多少，一般而言，每天肉类限制在 100 克以内。如果每天还有 300 毫升低脂奶、1~2 个禽蛋、一部分豆制品，大可不必担心营养不够。

需要注意的是，腌肉、腊肉、咸火腿等肉类制品，因制作过程中脱水并加盐，嘌呤和盐分相对"浓缩"，尽量不吃为妙。

表 13　部分动物性食物的嘌呤含量（毫克/100 克）

畜肉	猪肉	138	猪心	170	猪耳朵（熟）	114
	猪肝	275	猪肥肠（熟）	296	午餐肉罐头	94
	牛肉	105	牛肉干	127	牛蹄筋	40
	牛肝	251	牛肉火腿肠	85	牛骨头汤	53
禽类	鸡胸肉	208	鸡肚（熟）	229	鸭肝（熟）	398
	鸡肝	317	鸡胗	218	鸭胗（熟）	316
	鸡心	168	鸡肉火腿肠	175	鹅肝	377
其他	羊肉（生）	109	驴肉（熟）	117	兔肉（熟）	148

吃菜：积极大量

绝大多数叶菜、瓜类、块茎类、块根类蔬菜都属于低嘌呤食物，大量吃新鲜蔬菜对控制血尿酸和改善代谢综合征有益。晒干的菇类、藻类（海带、裙带菜等）、植物胚芽等嘌呤含量普遍高，如果是新鲜或水发的，嘌呤含量则低。适量选择作配菜，比如炒青菜放些香菇，做冬瓜配点海带，做米饭掺少量小麦胚芽，都是安全又健康的吃法。

表 14　常见菌菇和藻类的嘌呤含量（毫克 /100 克）

干香菇	405	干榛蘑	186	干猴头菇	178
鲜香菇	37	鲜榛蘑	23	鲜猴头菇	53
干茶树菇	293	干木耳	166	干紫菜	415
鲜茶树菇	48	水发木耳	38	干裙带菜	136

吃豆：放松适量

痛风患者不必对豆类望而却步！有人说，豆类不是嘌呤很高吗？那是指干的黄豆、黑豆，而加工成豆腐、豆浆、素鸡、豆腐干的过程中，浆水会带走一部分嘌呤，嘌呤进入人体的风险降低。100 克胖墩墩的豆腐能放满一个手掌，含嘌呤 68 毫克，只相当于 25 克干豆的嘌呤含量。

大豆中的嘌呤种类与肉类所含的不同，其腺嘌呤代谢为尿酸的过程比较"麻烦"，而肉类中的次黄嘌呤代谢成尿酸比较"快捷"，因此豆制品对尿酸的影响比起肉类来要小。亚洲人群研究发现，摄入大豆和其他豆类可降低新发痛风的风险。喜欢吃豆制品的痛风患者可以放松了：适量吃豆，有益无害；以豆代肉，健康加分！

表 15　常见豆类和制品的嘌呤含量（毫克 /100 克）

干豆	黄豆	218	绿豆	196	蚕豆	307
	黑豆	170	红小豆	156	芸豆	118~125
豆制品	腐竹	160	内酯豆腐	100	不同浓度豆浆	8~63
	豆皮	157	北豆腐	68	南豆腐	94

吃水果：不要大快朵颐

肉不能多吃，那水分足、纤维多、味道美的水果总可以多吃吧？事实却不是这样。大量摄入果糖、蔗糖与痛风发作有关。吃水果要挑，那些富含果糖的品种如苹果、橙子、龙眼、荔枝、柚子、柿子、石榴等，要控制摄入量。

为什么甜甜的水果可能给人带来痛痛的后果？主要因为果糖会给嘌呤的转化过程"添砖加瓦"，加速尿酸生成，减少肾脏排泄尿酸。此外，在已经患有痛风的人群中发现了一种转运蛋白功能改变（肾脏尿酸—葡萄糖—果糖转运蛋白，SLC2A9），这种受基因影响的变异会促使摄入蔗糖后发生高尿酸血症。痛风患者每天吃200克左右水果是合适的，切记不要大快朵颐！

白开水：大量喝

痛风患者大都知道要多喝水，然而重点是达到一定量，建议使用刻度杯"上纲上线"地喝水，朝着每天2500毫升而努力。

果汁：要少喝

得了痛风要少喝肉汤，但很多人却不知还要少喝果汁，大抵是因为带"果"的饮料营养形象较好吧。知道了前述果糖对尿酸生成的影响，那么含糖果汁、含果糖的饮料都需要避免，这其中也包括鲜榨的橙汁、苹果汁、葡萄汁、梨汁等，毕竟喝果汁方便，不留心就超量。

茶、咖啡：放心喝

痛风患者对茶、咖啡似乎有种天然的担忧，仿佛深色的饮料会直接升高尿酸。然而事实又是什么呢？咖啡碱、茶碱、可可碱的代谢所产生的是甲基尿酸盐，有别于痛风的尿酸盐，因此这些天然饮料可以放心喝。考虑到不少痛风患者同时伴有心血管疾病，需要避免"吨吨吨"地饮用浓茶或浓咖啡。

酒：我劝你别喝

酒精是导致痛风发作的风险因素之一，急性过量饮酒，或长期喝啤酒、白酒、葡萄酒，与痛风发作或痛风病程进展有关。含酒精的各类饮品本身不利于防治慢性病和代谢综合征，因此我们劝痛风患者对酒类敬而远之。

目前有很多研究表明一些食物或营养素对痛风患者有保护作用，比如樱桃、咖啡、维生素 C 等，但相比药物降尿酸的治疗作用，靠多吃这些食物来预防痛风实乃杯水车薪。还是把焦点转向多吃新鲜蔬菜、积极摄入低脂乳制品、适量选择水果、减少红肉、避免喝甜饮料这些既控制尿酸又降低体重的饮食习惯上吧！

（田芳）

防便秘饮食方案

便秘似乎是很多人的心头病，像痼疾，怎么都驱之不去。想要改善便秘，不妨先从饮食入手。对抗便秘一般有几种方式：第一是用高纤维饮食，要提高纤维摄入量，一点都不难，只需要记住一句话："多喝水，5碗蔬菜，2个水果，杂粮代替精粮。"比如日常饮食中至少一半的主食替换成全谷物，比如燕麦、荞麦、杂豆类等，也可以多吃一些薯类；每天吃够

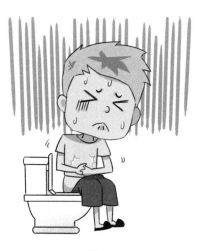

图23

一斤蔬菜，并且一半以上为绿叶蔬菜；吃新鲜的水果，不吃加工过后的果干、果脯和鲜榨果汁；保证饮水每天至少1500毫升，少喝浓茶、咖啡；不喝酒。不要总是成天大鱼大肉，甚至是成天吃油炸食品；能长期在饮食上做到这一点，不但能缓解便秘，更能有效预防很多慢性疾病。日常多运动，不要节食，肥胖者要在专业人员的指导下规律减重，不要随意减少食物的摄入量。除此之外，排便的习惯也是很重要的，建立良好的排便行为，最好能养成非常规律的习

惯，比如每天同一时刻去排便，并且排便的时候要把注意力集中在这件事情上，上厕所不带手机，玩手机的同时注意力容易分散，不利于排便。

饮食改善便秘是我们最主要的措施，但是如果因为胃肠道疾病、使用泻药过久导致痉挛性便秘，日常饮食需要减少膳食纤维的摄入量，可减轻肠道的刺激，不食用膳食纤维多的蔬菜和水果，可以选择如蛋类、馒头、嫩肉、鱼、牛奶、去皮的瓜果类等质软、光滑、膳食纤维少的食物；有服用药物的朋友要在医生的指导下服用药物。也有少数因为肠道梗阻等疾病导致的便秘。关键在于去除病因。

营养师建议首先尝试用饮食调节的方法来缓解便秘，"多喝水，5 碗蔬菜，2 个水果，杂粮代替精粮"，平时吃些含有益生菌的食物如：酸奶等。针对痉挛性便秘，可以反其道而行，减少膳食纤维的摄入，如果效果不明显，可以在医生或营养师的指导下尝试其他方式进行治疗。

便秘参考食谱：

早餐：米粥（大米 50 克），馒头（标准粉 50 克），茭白炒蛋（茭白 100 克，鸡蛋 50 克，橄榄油 10 克）。

午餐：米饭（大米 100 克），洋葱炒牛肉丝（洋葱 250 克，瘦牛肉 75 克，食用油 10 克）。

晚餐：米饭（大米 100 克），芹菜炒肉丝（芹菜茎 200 克，肉丝 75 克，食用油 10 克）。

加餐：水果（苹果 250 克）。

（王新月）

如何从饮食上有效预防骨质疏松？

今天我们来讲讲，人们随着年纪的增加所不能避免的慢性病——骨质疏松！骨质疏松是老年人的常见病，表现为疼痛、身长缩短驼背、骨折、呼吸功能下降等，常见于绝经不久的女性与 65 岁以上的老年人。

关于预防骨质疏松，这里几点需牢记！

充足的钙摄入

骨质疏松与人体的骨量有关，而钙缺乏容易引起骨钙不断流失而导致骨量减少。牛奶是最好的钙质来源，一瓶牛奶含钙约 300 毫克。对于乳糖不耐受者，可以选用酸奶、硬奶酪等补充钙。除此之外，虾、蟹富含钙，豆制品能够增加骨形成与骨密度。

补充维生素 D

除了补充钙外，维生素 D 能够调节钙、磷代谢，促进钙、磷吸收和骨胶原合成。平时我们可以通过晒太阳或膳食摄入补充维生素 D，而且鱼肉、奶油、蛋、肝、牛奶等都是很好的食物来源。

规律地进行运动

只有配合适当的运动和充足的日晒，才能将这些钙的作用"激活"，达到预防骨质疏松的目的！尤其是老年人，长期缺乏锻炼导致身体机能下降，建议循序渐进、持之以恒地增加轻负荷运动来提高身体的协调性和平衡能力、减少跌倒的风险、保持身体的骨密度！

以上三点是预防骨质疏松的关键目标！

除此之外，还可以通过补充蛋白质、维生素 C、适量钾、磷的摄入等，能够促进钙的吸收。在这里还要强调的一点就是，像菠菜、芦笋等这些含草酸较多的食物与牛奶、豆腐等一起食用会妨碍钙的吸收，故少食或者在 80℃的热水中焯一下。

（仇静婷）

想要骨骼健康，除了补钙，
还要重视这三种营养素

骨质关节问题正在成为当代社会增速比较快的健康困扰。2019年，发表在《骨骼与矿物质研究杂志》（*Journal of Bone and Mineral Research*）上的一项研究指出，预计在 2050 年我国骨质疏松患者达1.2亿人。究其原因，钙摄入量不足是影响骨骼健康的主要因素之一。

补钙，成功吸收很关键

根据《中国居民膳食营养素参考摄入量（2013 年）》建议，成人每日推荐补充 800 毫克以上钙，儿童、老人等特殊人群则更高。

但实际上，根据中国居民营养与健康状况监测显示，97.2% 的中国居民存在钙摄入不足的风险，《中国儿童钙营养专家共识（2019年）》指出，95% 的中国儿童未达到每日钙的适宜摄入量。

饮食无法满足日常钙的摄入需求时，可以适量补充营养品以保证达到适宜的钙摄入量。随着健康意识的升级，大众对补钙早已不陌生，吸收是成功补钙的关键。

直接服用钙片是有效的补钙途径，应该怎么选？

钙首先要在胃中被溶解成钙离子，才能保证后续在肠道吸收。

有机钙如柠檬酸钙一般水溶性较好，溶解不依赖胃酸，无论在进餐还是空腹时都具有较高的吸收率，服用时间灵活；另外，柠檬酸钙不容易引起胃部不适或疼痛、便秘，对胃肠功能较弱的人更合适，比如孩子、老年人以及胃酸缺乏的人群如正在使用抑制胃酸分泌药物的人群。

除了补钙，还要重视三种营养素

"骨骼不是一成不变的，我们的骨骼每天都在动态变化着，所以骨骼健康管理要贯穿生命全周期。正确维护骨骼健康，要注重多重营养在骨骼方面的协同作用，同时兼顾骨骼健康的三角，即骨的硬度、韧度和骨代谢微环境的稳态。"摄取关键营养元素，加强骨骼硬度和韧度，才能维护骨骼健康。

1. 维生素 C

《原发性骨质疏松症患者的营养和运动管理专家共识》中建议骨质疏松患者增加维生素 C 的摄入。维生素 C 可作为辅助因子催化氨基酸羟化，合成骨胶原蛋白，使骨质更密实，增加骨骼韧性。

2. 维生素 D

《原发性骨质疏松症诊疗指南（2017 年）》将钙剂和维生素 D 作为骨健康基本补充剂进行推荐。对补充钙加维生素 D 补充剂和骨折预防的随机对照试验进行荟萃分析结果显示，全骨折风险显著降低 15%、髋关节骨折风险降低 30%。

3. 抗氧化营养素

使用抗氧化营养素维持骨微环境中的氧化还原平衡，有助于维持骨细胞的数量和活性，抵抗骨吸收。例如，膳食硒摄入量较低者具有更高的骨质疏松发病率。

注重多重营养在骨骼方面的协同作用，维生素 D 能够保证钙的充分吸收，加强骨骼硬度。维生素 C 可以促进骨骼中的胶原蛋白合成，增强骨骼韧度。硒具有抗氧化作用，有助于维持骨微环境中的氧化还原平衡，帮助维持骨骼健康。

骨骼健康，更离不开健康的生活方式

1. 喝够牛奶

牛奶是补钙的良好膳食来源。《中国居民膳食指南（2022年）》中特别强调了每人每天摄入相当于300~500克的奶及奶制品。

2. 充足日照

阳光如果照射不足，很容易出现维生素D缺乏或不足。《原发性骨质疏松症诊疗指南》建议至少每周两次主动晒15~30分钟太阳，这样才有利于维生素D合成，促进钙的吸收。

3. 规律运动

《原发性骨质疏松症患者的营养和运动管理专家共识》指出，良好的运动习惯需保持并贯穿于从儿童青少年到老年的整个生命周期。日常生活中减少久坐，每周至少进行150~300分钟的中等强度运动。

4. 保持良好生活习惯

要保持良好的生活习惯，戒烟限酒，不喝或少喝含糖饮料、咖啡及碳酸饮料，少吃高盐和油炸食品，少食用烟熏和腌制肉制品。

（孙建琴）

补钙会补出肾结石吗?

首先,我们需要明确的是,充足的钙摄入对于预防肾结石有益。流行病学研究已证实了这一点:一项研究显示每天摄入 1100 毫克钙,与每天摄入 490 毫克钙的女性相比,肾结石风险减少 35%;另一项研究显示每天摄入 1050 毫克钙,与每天摄入 605 毫克钙的男性相比,肾结石风险减少 34%。原因是钙在肠道可以与草酸结合,形成不能被胃肠道吸收的草酸钙,从粪便排出,这样降低了肠道对草酸的吸收,随之减少了肾脏草酸钙结石的形成。《中国居民膳食指南》推荐,成人每天钙摄入量应达到 800~1000 毫克,这个量可降低肾结石的风险。但是,过犹不及,如果钙摄入过量反而会造成危害。正常人每天钙摄入量不宜超过 2000 毫克。如果长期大剂量补钙,可导致尿钙增加,过多的钙会沉积到软组织中,不仅容易造成肾结石,严重时还容易导致血管钙化,增加心血管疾病风险。

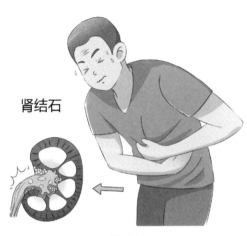

肾结石

图 24

总而言之，充足的钙摄入是肾结石一级预防的主要措施。在饮食钙摄入缺乏的情况下，合理补钙不会补出肾结石，反而可减少肾结石风险，但是如果盲目补钙则会补出肾结石。因此我们应根据自身健康情况，结合饮食习惯，科学合理地补钙。

已有肾结石的患者还能补钙吗？

通过天然食物补钙要比服用钙片安全得多，因此建议尽量从食物中摄取充足的钙。但是根据我国营养调查数据显示，中国居民平均每日饮食钙摄入量仅为366.1毫克，还不到成年人推荐摄入量800毫克的一半。乳制品、豆制品和绿叶蔬菜这三类食物是中国人膳食中优质钙的主要摄入来源。如果无法摄入足够的乳制品、豆制品和绿叶蔬菜，仅靠三餐膳食很难供应充足的钙。在这种情况下，就需要服用钙片来补钙。我们在第一个问题中已提到，钙摄入充足对预防肾结石有利，因此对于肾结石患者，首选从天然食物中补钙，如果从饮食中无法获得充足的钙，则需要服用钙片补钙。

服用钙片需要注意以下几点：①建议选择经过权威机构认证的钙片产品，如具有我国的保健食品标志等。②分次小剂量补充钙片，我国居民饮食钙摄入量在400毫克左右，建议每次可服用200毫克的钙片，每天2~3次，就可达到每天800~1000毫克的钙总量。③胃肠道功能不好的人建议随餐补充钙片，这样钙的肠道吸收效率高，也不容易造成胃肠道不适。

肾结石患者在日常饮食中要注意些什么？

首先要明确肾结石是何种性质。目前最常见的肾结石有两种，一种为草酸钙结石（约占肾结石的75%），另一种为尿酸钙结石（约占肾结石的10%，且有逐年增高的趋势）。

如果是草酸钙结石，要注意减少草酸的摄入。草酸主要来源于一些蔬菜如菠菜、苋菜、韭菜、马齿苋、茭白、苦瓜、竹笋等，这些蔬菜在烹饪前先在沸水中焯一下，可去除 40%~70% 的草酸。除此之外，要注意保证钙摄入的充足，这在前文中已经提到，有助于减少肠道对草酸的吸收。

如果是尿酸钙结石，由于食物中的嘌呤在体内会转变成尿酸，则需要控制您的嘌呤摄入量。首先避免海鲜、动物内脏、荤汤、肉汁等高嘌呤食物；其次适量减少禽畜鱼虾等动物性食物摄入量，烹饪这些荤菜前在沸水中焯一下，可去除一部分的嘌呤；如果长期高尿酸血症，建议去医院就诊，由医生评估是否需要服用降尿酸的药物。如果能控制好血尿酸水平，就能降低尿酸钙结石风险。

不管何种肾结石，有几个共同的饮食注意点，①避免酒类：酒精可以减少草酸和尿酸的排泄，导致血液中浓度升高，增加形成肾结石的风险。②避免甜饮料：有大量研究显示甜饮料摄入与肾结石的风险增加相关。③避免长期服用大剂量维生素 C（每天 1000 毫克以上）：维生素 C 在体内可代谢成草酸，增加草酸钙结石风险。④避免高盐饮食：钠盐摄入过多可导致尿钙浓度增加，增加肾结石风险，每日钠盐摄入量应控制在 5~6 克。⑤适量控制蛋白质摄入量：蛋白质摄入超标会增加尿钙含量，并减少尿中柠檬酸盐的浓度，而柠檬酸盐有预防形成肾结石的作用。⑥增加饮水量：根据美国泌尿协会颁布的《肾结石临床管理指南》，每天饮水量应达到 2500 毫升，对于防治肾结石有利。

（张家瑛）

慢阻肺患者的健康饮食指导

慢性阻塞性肺疾病（COPD）简称慢阻肺，是进行性的、破坏性的、不可逆的气道阻塞性疾病。临床表现为长期反复咳嗽、咯痰、喘息或呼吸困难，不定期的肺部感染。由于高龄、活动量少、炎症因子水平高（吸烟或缺氧）、气道阻力高以及气流受限导致的食欲下降等原因，患者常同时出现消瘦、骨骼肌衰减症（肌少症）、骨质疏松、贫血等全身表现，对预后有显著负面影响。居家的患者宜从3个方面着手进行康复：①戒烟，吸氧（制氧机或其他设备）及合理用药。②改善食欲，增加食物品种，必要时补充口服营养ONS。③抗阻＋有氧运动。

患者食欲减退往往是由于：①气短、气促限制了食物的摄入量，缩短了用餐时间。②吞咽问题限制了食物选择，只能选软的、嫩的、均质的或液体的食物。③疲劳限制了准备饭菜的欲望，转而胡乱食用高钠、高饱和脂肪酸、低营养素的方便食品。④药物对胃黏膜的刺激使患者对之前喜欢的食物失去兴趣。那么究竟该如何吃呢？首先需要一个温馨和谐的家庭或社区氛围，有专门的家属和护理人员为其制备可口营养的饭菜。膳食建议如下：

（1）戒烟戒酒。

（2）多饮水，使痰液易于排出。

（3）少食多餐，5~6 餐 / 天。少食可避免腹胀和呼吸短促，进餐时细嚼慢咽，如感到呼吸困难，等呼吸平顺后再吃，或按照要求使用氧气。

（4）饮食宜清淡，少吃辛辣食品，以软食为主；少吃胀气及难以消化的食物（如：油炸食品、豆类、碳酸饮料、啤酒、牛奶、洋葱、圆白菜、玉米、哈密瓜等等）；少吃腌制食物、酱菜或罐头食品及海鲜，食盐量小于 6 克 / 天；避免食用过冷、过热与生硬食物，因其可刺激气管引起阵发性咳嗽。

（5）均衡摄入优质蛋白，摄入量为 1.0~1.5 克 / 千克。每周摄入 1~2 次深海鱼类，奶制品虽然有丰富的优质蛋白和钙质，但它易使痰液变稠而不利于排痰，加重感染，故尽量少喝稠厚的奶制品。一般 100 毫升 / 天即可。

（6）减少主食摄入，可避免血液中的二氧化碳过高，减轻呼吸负荷。

（7）多吃深色蔬果，如番茄、菠菜、芹菜等，补充多种维生素、膳食纤维及矿物质，预防便秘。其中红色或橘色蔬果的 VA 含量丰富；青椒、番茄、猕猴桃、橙的 VC 含量丰富；谷物、坚果、植物油的 VE 含量丰富。

（8）患者如有黄痰或白黏痰多，可选健脾补肾、养肺止咳、去痰平喘之食物如：梨、莲心、大枣、萝卜、百合、白果、荸荠、木耳、核桃、山药、枇杷和蜂蜜等；如面色㿠白，气短气促，声音低，易出汗感冒，大便稀溏，舌质淡边有齿印，可予健脾补肺之食物如：山药、茯苓、薏苡仁、大枣、桂圆等；如面红口干，手心发热，夜间盗汗，动则气喘，多予滋阴润肺的食物如：百合、莲子、银耳、白萝卜、西瓜、梨、甘蔗等。

患者 1 日的能量摄入可用 H–B 公式先估算其基础能量消耗

（BEE）=66.5+ 13.8×W+5.0×H−6.8×A（男）；或 BEE=65.5+9.5×W+1.8×H−4.7×A（女）；（W− 体重千克，H− 身高厘米，A− 年龄），然后乘以系数 1.5。营养状况不佳是指体质指数（BMI，体重 / 身高^2）<21 千克 / 米^2，或 6 个月内体重下降 >10% 或 1 个月内下降 >5%，或微营养评定法（MNA−SF）评分 <12 分（适用于患者年龄 >65 岁）。但经过自主饮食调理，患者营养状况仍未达标者，则需要营养支持的介入，先予餐间少量多次补充口服营养粉（ONS），根据患者的年龄、其他慢病种类、经济条件、口感偏好等制定方案。包括温度、频次、总热卡及相应营养素的供给等，一般 200~600 千卡 / 天，小口啜饮。如无肺功能衰竭，不推荐使用低碳水化合物、高脂的特殊配方。如患者合并肌少症还需摄入富含支链氨基酸的乳清蛋白、维生素 D 和类胡萝卜素的抗氧化类食物，而亮氨酸和 β − 羟基 − β − 甲基丁酸（HMB）等功能性物质更是可较好保护老年人的肌肉力量和行走能力。如实际摄入热卡低于需要量的 60%，即要考虑肠内或肠外营养支持。

除居家饮食保健外，患者还需进行居家或社区的运动康复锻炼，不仅可以提高心肺功能，还能提高食欲，种类包括：

（1）抗阻运动：

①上肢的举哑铃、举重物、推墙。

②下肢的拉弹力带、绑沙袋抬腿。

（2）有氧运动或耐力训练：

①极低强度：散步，做轻松家务，打太极拳，开车购物。

②低强度 ：跳交谊舞，下楼梯运动，打桌球，遛狗。

③中等强度：平地快走，做广播操，上楼梯，打羽毛球。

④中国传统运动疗法：太极、八段锦、五禽戏等传统健身术。

（3）呼吸肌训练：

①等长收缩−闭住气，做最大吸气和最大呼气动作，保持 3~5 秒。

②腹肌训练－仰卧位，腹部放沙袋做挺腹练习（腹部吸气时隆起，呼气时下陷），沙袋重量逐步加码。

综上，居家 COPD 合并肌少症的患者通过这些手段，会延缓疾病进程，加强心肺功能，提高其生活质量。

（宗敏）

No. 1656818

处方笺

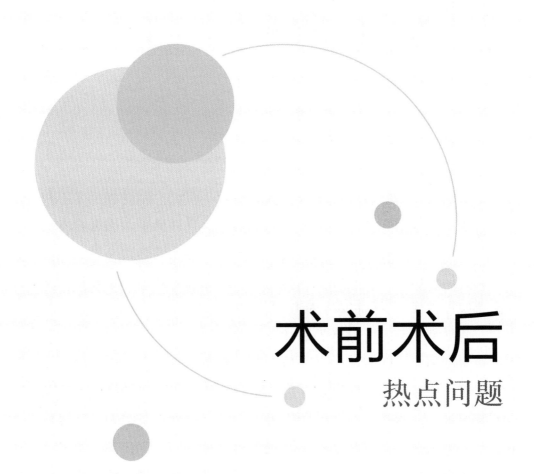

术前术后
热点问题

医师：＿＿＿＿＿＿＿＿＿

临床名医的心血之作……

手术前，你必须了解的一件事

俗话说：开膛破肚伤元气，伤筋动骨一百天。创伤和手术不仅会对患者肌体组织产生不同程度的损伤，而且外科手术患者常常会因某些检查和治疗措施（如肠镜、引流等）导致营养素丢失，出现贫血、低蛋白血症、水肿、脱水、电解质紊乱等。因此，外科手术患者如存在营养不良将对疾病恢复不利。

开展哪些手术，患者需要补充营养？归纳为：①手术部位与人体进食、消化、吸收相关，如口咽部、食管、胃、小肠、大肠、胆胰手术，这类手术术前往往存在一定程度的消化吸收功能损伤，营养状况欠佳，术中失血、蛋白质丢失，术后进食也受影响。②颅脑手术、肺部手术、乳腺手术、泌尿手术、骨科手术这些部位手术，虽然不涉及胃肠道，但术中也会有不同程度失血，蛋白质丢失，术后治疗、伤口愈合甚至远期恢复需要营养。③一些手术看似与营养无关，但从病情恢复来说，合理补充某些营养素有助于术后恢复，如眼科手术后需要补充维生素 A。

营养支持是围手术期重要的治疗措施之一，需要专业的医师和营养医师来实施。在这段时间里，手术患者及其家属需要积极配合，顺利度过围手术期，助力患者早日康复。

何谓营养支持？手术患者为什么需要营养支持？

营养支持是一种经口、肠道或肠外途径为患者提供较全面的营养素的治疗措施。手术患者的营养支持主要有肠内营养（EN）、肠外营养（PN）两种方式。

外科住院患者由于治疗过程中禁食、肿瘤等疾病消耗以及各种创伤引起的分解代谢增加等原因，更易引起营养不良。手术患者如存在营养不良将会影响术后伤口恢复，增加术后并发症发生率、住院时间和住院费用。因此营养支持成为改善和预防手术患者营养不良的重要手段之一。鉴于营养状况的改善需要一个循序渐进的过程，因此有必要将营养支持前移到手术前 1~2 周进行。

什么是肠内营养、肠外营养？

肠内营养（EN）是指通过消化道（主要经口、胃、小肠）给予营养素，营养素包含人体所需要的蛋白质、脂肪、碳水化合物、维生素、矿物质、膳食纤维和水分。肠内营养方式包括口服营养（ONS）和管饲营养。口服营养针对的是意识清楚，能经口摄食的患者，当普通食物摄入不足以满足肌体需求时，ONS 可作为补充摄入，因此口服营养被公认为最符

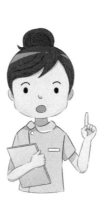
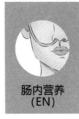
肠内营养
（EN）

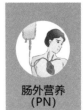
肠外营养
（PN）

图 25

合人体生理的营养支持方式。管饲营养分鼻饲置管和造瘘置管。鼻饲置管属于非创伤性，借助特定的细管放置到胃、十二指肠或空肠；造瘘置管有多种方式，部分手术过程中外科医生给患者实施胃造瘘或空肠造瘘术，这是一种预防性治疗，手术后给予营养液，避免术

后出现营养不良。还有可经胃镜下实施胃造瘘或空肠造瘘，这种置管创伤相对较小。

肠外营养（PN）是指胃肠道功能障碍时，无法摄取和利用足够的营养素，采用静脉途径补充营养物质的一种方式。

口服营养支持怎么用？

肠内营养制剂有很多种，根据患者的疾病特征，营养医生选择合适的营养制剂。口服营养（ONS）有液体和粉剂，液体直接饮用，当采用粉剂时，根据患者需要按一定的配比用温开水冲调，作为两个正餐之间的加餐；也可以直接添加在流质饮食中，这种支持方式经简单的指导后患者或家属就可以掌握，因此成为目前最常用、最方便、最经济的营养支持方式。

手术前，如何开展营养风险自我评估？

手术患者如存在营养风险将会影响术后伤口恢复、术后并发症发生率、住院时间和住院费用。因此，即将实施手术的患者，可以开展术前营养风险自我评估。

从体格检查、进食量、血液学检查3个方面看看是否需要营养医师进一步的指导。

（1）体格检查：不仅要关注自己的体质指数和腰围，也要关注体重变化，前者是个静态指标，后者是个动态指标。

①体质指数：又称BMI指数 = 体重 / 身高 ^{2}（千克 / 米 ^{2}）。

表 16　体质指数（BMI）

	体重低下	正常	超重	肥胖
BMI 指数	< 20.5	20.5~23.9	24~28	≥ 28

举例：男性，身高170厘米，如实际体重55千克，BMI指数

=55/（1.7×1.7）=19.0，属于体重低下。如实际体重 85 千克，BMI 指数 =85/（1.7×1.7）=29.4 属于肥胖。

术前无论是体重低下还是肥胖都会影响术后恢复，因此最好开展术前营养评估，到门诊咨询营养医生。

②腰围：软尺绕脐 1 周是腰围。可以通过腰围看看是否存在肥胖，正常情况下，男性 ≤ 90 厘米，女性 ≤ 85 厘米。腰围大于上述指标，表明存在腹型肥胖（又称中心性肥胖）。

大家往往会关注体重低下，但事实上肥胖尤其是腹型肥胖患者术中呼吸道并发症发生率高于普通人群，手术医生分离腹部脏器难度也会增加；术后切口容易出现脂肪液化或并发切口疝，因此除非急诊手术和限期手术，择期手术的患者最好先减轻体重，减少腹部脂肪，再行手术。营养医师指导下的饮食控制是减重治疗的第一步。

③体重变化：观察最近一段时间体重变化，如非有意识减重而出现体重进行性下降，尤其是近 3 个月体重降低大于 5%，表明近期可能出现营养风险。例如，体重 60 千克的人如果在 3 个月内下降超过 3 千克时，最好开展术前营养评估，咨询营养医生。

（2）进食量：最近 1 周摄食减少 25%~50% 将会影响营养状态，也需要开展术前营养评估。

（3）血液学检查：两个常规指标，男性血红蛋白浓度低于 130 克 / 升、女性低于 120 克 / 升或白蛋白浓度低于正常（35 克 / 升），将不利于手术恢复，需要开展术前营养评估，必要时给予营养支持。

以上这些简单指标可以帮助您自我识别是否存在营养风险，术前任何 1 项指标异常，就可以去医院看营养门诊，营养医师根据营养评估表，决定是否需要开展营养支持，提早开展营养干预有利于手术后尽快恢复。

（陈敏）

术后早期进食，这样做更加安全有效

外科手术后多久才能进食，吃什么有利于伤口愈合？亲朋好友送的各种营养品，哪个能吃哪个不能吃？这些都是患者和家属最为关心的一些营养问题。

传统的观点认为，胃肠术后患者需严格禁食水并放置鼻胃管行胃肠减压，以预防吻合口瘘及术后肠梗阻的发生，直至经肛门排气排便后方可逐步恢复进食。但是，鼻胃管的放置不仅极大地增加了患者的不适和痛苦，还可能引起胃食管反流、肺炎、肺不张、声带麻痹等并发症，同时也阻碍了患者早期经口进食的可能。随着加速康复外科（enhanced recovery after surgery，ERAS）这一理念在临床中的应用，大量研究表明术后早期恢复经口进食是安全的，且对术后恢复起着至关重要的作用。那么不同的外科手术后的患者该如何进食呢？根据《加速康复外科围术期营养支持中国专家共识（2019年）》给予以下建议：

术后早期恢复口服营养及补充蛋白质

有研究表明，术后早期经口进食能够减少术后并发症、缩短住院时间、降低住院费用。对于胃肠道等手术，术后 24 小时内恢复肠内营养能够减少术后病死率。

术后早期蛋白质摄入应足量。富含蛋白质的饮食更有利于肌体功能恢复，促进伤口愈合。蛋白质摄入量不足将会导致人体瘦组织群的丢失，阻碍肌体功能的恢复。对于 ≥ 65 岁的患者，无论是否给予足量的能量，只要给予蛋白质就能帮助维持肌体的瘦组织群，减少因能量供给不足而引起虚弱的风险。

因此，除外存在肠道功能障碍、肠缺血或肠梗阻的患者，多数患者都推荐在手术当天通过餐食或口服营养补充品（ONS）摄入高蛋白质营养。但在具体进食的时机及用量判断上，仍需临床医生结合其临床经验、对手术的把握以及患者本人的肌体耐受等诸多因素进行综合考虑，额外 ONS 直至口服营养量能满足患者 60% 能量需要。

术后营养支持途径的选择

术后口服营养能满足多数患者的需要，包括消化道手术患者。如口服摄入无法达到目标营养量时，可依次考虑管饲肠内营养和肠外营养。

各类手术后的饮食管理

胃手术后第 1 天可进清流质，第 2 天可进半流食，然后逐渐过渡至正常饮食。有发热征象或吻合口瘘、肠梗阻及胃瘫风险患者不主张早期进食。

肝胆术后当天可饮水，术后 12 小时可予流质饮食，视患者胃肠道耐受及术后情况，逐渐过渡至正常饮食。

前列腺癌手术对胃肠道影响较小，对于无潜在并发症的患者，建议术后第 1 天进清质流食，逐渐过渡至正常饮食。对于老年人的特殊营养素的缺乏，应根据情况给予补充维生素及微量元素。可根据营养师的建议，适宜补充 ONS。

结直肠癌术后推荐早期进食并循序渐进进行 ONS，逐渐恢复半流质至正常饮食。对于出院后依旧存在营养不良的患者可继续在正常饮食的基础上增加 ONS 治疗。

胰十二指肠切除术目前也提倡早期进食，术后 1 天即可给予清淡流食或据患者意愿进食，逐步过渡到半流食。对肠内营养不能满足需求或因并发症不能行肠内营养的患者，可结合肠外营养。

手术出院后营养支持与随访

多数胃肠手术患者术后经口摄入量都不足，该问题在出院后更加凸显。对于术后出现并发症的患者，出院后体重会继续丢失，易出现营养不良，存在营养状况进一步恶化的风险，这些患者在出院后更加需要继续营养随访与监测。

手术出院后营养支持的时间

如果患者术后体质量明显减轻，建议增加能量和蛋白质的摄入量以满足康复需要。对于多数手术患者，出院后应长期重视营养支持，从而保证患者恢复。食欲减退、持续恶心、阿片类药物引起的便秘以及缺乏饮食恢复指导是手术患者术后恢复的障碍，老年患者尤其明显。

对于接受大手术后出院患者，在手术后一个相当长的时间内肌体仍处于分解代谢状态，日常膳食常无法满足肌体代谢所需，体重进行性下降，肌体组织、细胞和器官功能受损，此时常需要出院后继续通过 ONS 改善营养状况。

综上所述，术后早期进食能安全有效地给患者补充营养，纠正电解质紊乱和负氮平衡，同时也减轻了长时间输液的劳累及反复穿刺的痛苦，减少了术后腹胀、恶心呕吐、尿潴留、肺部感染、压疮等并发症发生，同时减轻了患者的经济负担，有效缩短了患者的住院天数。

（费嘉庆　高键）

骨科疾病术后，该怎么吃？

骨折、脊柱和关节疾病、骨肿瘤、运动关节损伤等常常需要做骨科手术，虽然康复时间因病而异、因人而异，但俗语讲的"伤筋动骨一百天"，至少点出了术后休养的重要性。术后该怎么吃？骨头营养要怎么补？卧床休息时便秘怎么办？骨头长好体重也增加了怎么办？细细想来，虽然手术在骨不在胃肠，但吃东西也要有所调整。

术后不能动，便秘来添堵

便秘历来是骨科患者最常见的并发症之一，其发生率为50%~70%，也有报道称发生率高达90%。

骨科患者为啥容易便秘？

创伤和手术本身

疼痛和卧床影响消化道功能，造成食欲减退、胃肠道蠕动减弱。脊柱疾病可影响排便的动力肌如膈肌、腹肌、肛提肌及肠内平滑肌，大便滞留引起便秘。

卧床

术后卧床几乎是骨科术后便秘最常见、最直接的原因，尤其是脊柱手术和下肢手术。患者在床上排便有顾虑，可能有意识控制大便，弱化了排便反射，容易排便困难。

饮食改变

不能按时进食、主食吃得过少、水果蔬菜不足、高蛋白食物过多、饮水不足、食物残渣少对直肠壁产生的压力过小等，都会引起便秘。

情绪心理方面

焦虑、紧张、悲观等情绪，引起肠道功能紊乱；疾病或意外伤害所致排便反射受到影响。

有人通过对比研究发现，骨科术后容易便秘的患者，饮食特点挺明显：主食吃得很少、只重视吃肉、不重视蔬菜。这项研究还发现，听医生护士的话，都能很好地预防和改善便秘。

术后尽早恢复进食；吃主食比喝骨头汤更重要，重视头几天的主食摄入（初期主食 >150 克 / 天）；新鲜蔬菜大量吃，新鲜水果适量吃，水果不能替代蔬菜，富含蛋白质的食物分多餐吃而不是一餐吃；调整心态，积极排便。

说到主食，术后初期可以食用水分多的杂粮、杂豆粥，再逐渐过渡到干饭。至于膳食纤维丰富的食物，可以选菇类。

骨头做手术，补钙是关键吗

骨头做了手术，人们很容易想到多吃肉、多补钙，其实术后提高 20% 蛋白质摄入量、强化食物中的钙和维生素 D、必要时增加补充剂、及早科学开展康复锻炼就够了。

提高 20% 蛋白质摄入量

按照 1.2 克 / 千克体重安排摄入量，过量摄入蛋白质反而使尿钙增加，导致钙流失。大口吃肉才有足够蛋白质？那可未必，不必吃大鱼大肉，蛋白质的含量已经足够。奶类、深绿色叶菜、豆制品这几类食物"撑台面"，膳食中含钙量真不会低。骨科术后活动减少，奶类可以选择低脂以减少热量；至于强化膳食中的维生素 D，配餐时可用动物肝脏、蛋黄或脂肪较丰富的海鱼（鳕鱼、沙丁鱼等）。

必要时增加补充剂

如果膳食受限，不能保证钙的摄入，需要增加补充剂。生了病或手术后，患者吃东西往往变得小心，这也是好事，毕竟经历了治疗，人们不希望因"选错"食物而影响恢复。对"发物"的困惑常由于过分夸大和盲目引用，像常被提到的鸡蛋和鸡肉，都是方便、快捷、性价比高的优质蛋白，完全拒绝它们实在可惜。季节、环境、烹饪、食物新鲜度都会影响疾病状态，只关注食物本身容易以偏概全，夸大了食物的致病作用。

盲目大补：骨头长好体重也增加了

营养师在减肥门诊曾接待过几位患者，他们都有一段"不堪回首"的经历：骨折后休息了一段时间，然后就胖了……如此看来，骨科术后不盲目大补、注意饮食细节，及早开展康复锻炼可以预防发胖：

减少炒菜，多用炖、蒸、烩、焯、拌，烹饪的人一定控制好油盐；用全谷物代替精米精面，用鱼、虾和里脊肉代替五花肉、肥牛和小排；偶尔换用豆制品作为蛋白质来源；蔬菜做成拌菜或汤菜，水果好吃不多吃。

以下食物尽量不进门：含糖点心、油酥面食、膨化多油的零食、大分量包装的花生、瓜子和坚果、甜饮料等。

家属不应以"补身体"为由强迫患者大量吃东西，许多患者术前营养储备不错，术后适当强化营养即可，否则血糖和体重出现异常，又增加了一重医疗负担。

老年人骨折了，营养方面需要注意啥？

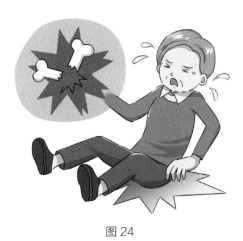

图24

老年人骨折常因骨质疏松和跌倒共同造成。年长者若存在食量减少、消化能力减退等问题，食物之外多会用到膳食补充剂。然而前提是膳食当中尽可能保证充足的优质蛋白质，选用富含钙和维生素D的食物，否则仅仅通过补充剂并不足以预防骨质疏松。

最后，再增加几点提醒：注意低盐饮食，戒酒，减少浓茶和咖啡的摄入。

单次摄入钙剂较高反而影响吸收，改为少量多次服用比较好；膳食和补充剂中钙的总摄入量不应超过2000毫克/天；某些鱼肝油含大剂量的维生素A，不是维生素D的最佳来源；70岁以上的老年人无法像年轻人那样有效转化维生素D，多需服用补充剂，尽可能选择维生素D_3来补充；在额外补充维生素D之前，应了解正在使用的其他膳食补充剂（可能已含有维生素D），过多补充尤其是联合补钙时，可能导致高钙血症、尿钙增高和肾结石。

（田芳）

肠道手术后，怎么吃才好？

肠子弯弯绕，可以在有限的腹腔内增加吸收面积。谁不想住得宽敞些呢？可是任劳任怨的肠子，为了保证主人的食物消化和营养素吸收，终身"憋屈"着自己。

不同肠道节段，营养吸收不同

小肠主要负责水和几乎所有种类的营养素吸收。手术切除的肠道部位和保留长短不同，对营养素消化和吸收的影响也不同，总的来说都会造成营养素消化不良、吸收减少、丢失增多；长期得不到纠正会导致营养缺乏。

什么情况下肠道会做手术呢？常见的病因有克罗恩病、放射性肠炎、肠系膜血管栓塞、肠扭转、溃疡性结肠炎、肠道恶性肿瘤、腹部大创伤等。

小肠手术对营养的影响

正常的小肠是个"大富户"，上连幽门下接盲肠，长度约 5~7 米，黏膜的实际吸收面积达 200~300 平方米，远超过维持人体正常营养所必需的面积，功能储备绰绰有余。倘若切除一小段，剩余部分会很快代偿适应新"任务"（术后 48 小时代偿即开始，可持续 2 年之久）。病情不同，肠道手术往往不会像常见图示上那样节段分明；若是小肠切除较多，出现各种症状，统称为"短肠综合征"。

刚做完手术的急性期。刚做完手术 2 个月内，这阶段肠液排出量大，腹泻量大，容易出现感染、血糖异常和水 / 电解质 / 酸碱紊乱。术后初期营养问题交给医生，主要是借助肠外营养。待肠液排泄量减少，或 < 2000 毫升 / 天时，可以开始少量的肠内营养。食物直接刺激肠道上皮细胞，促使术后肠道尽快适应和代偿。如果肠内营养一开始不顺利，可不要轻易放弃，尝试改变营养配方或采用晚上"滴灌式"喂养，通过缓慢、持续地输入营养液，来保证水、电解质和营养素，尽可能避免对肠外营养的依赖。

腹泻减少的代偿期。这个阶段一般从术后 2 个月至 1~2 年。经口饮食可以缓慢逐渐加入蛋白质、必需脂肪酸，由小分子配方到普通配方；矿物质和维生素应持续补充。

逐渐趋稳的恢复期。术后 2 年以后，患者已完成肠道适应，饮食上自由度也更大，但若是还无法摆脱肠外营养，应积极预防并发症。

根据出现的症状或可能的并发症来调整饮食

腹泻。腹泻有不同的原因：肠道术后蛋白质和脂肪不能正常吸收（吸收不良性腹泻），山梨醇、乳糖、果糖和大量蔗糖等造成肠腔内高渗透压（渗透性腹泻），肠黏膜损伤导致黏液、水、血液和血浆蛋白渗出（渗出性腹泻），细菌外毒素或肠内激素水平升高导致肠上皮的水和电解质过度分泌（分泌性腹泻），某些药物引起的腹泻（药物性腹泻，如：治疗肝性脑病的乳果糖，治疗高钾血症的聚磺苯乙烯钠、山梨醇等），以及抗生素引起的腹泻（抗生素相关性腹泻）。

除了积极地临床治疗避免水和电解质失衡以外，饮食上要避免糖醇类（多属于甜味剂）、乳糖、果糖和大量蔗糖；避免酒精、咖啡等利尿物质引起尿量增加从而丢失更多水与电解质。术后开始重新摄入食物，应采取渐进模式，方法是：先尝试少量淀粉类食物如谷物、面包，其次加入低脂肪的蛋白质类食物如虾仁、鱼肉、蛋清，进一步加入少量蔬菜和水果，最后引入脂肪。这种方式可以减少对肠液分泌的刺激、减慢食物在肠道转运，避免大量高渗性碳水化合物引发的腹泻。

口渴。由于液体不能被有效吸收而丢失造成脱水，患者常感口渴，但是咕咚咕咚大量喝水并不理想，搞不好排出量还会增加，导致电解质丢失更多；比较好的办法是"马拉松式"的喝水，可以准备便携的吸管杯（冬季可用恒温杯），随时方便饮水，也可以间隔着喝一些略有咸度的饮料（比如苏打水、盐汽水或电解质饮料），腹泻量大时使用口服补液盐。

胃酸分泌过多。空肠切除更容易导致高胃酸分泌，除了药物抑制胃酸以外，饮食上要避免饮酒，减少咖啡因，减少脂肪和辛辣刺激的调味品（红辣椒、黑胡椒）。

草酸盐肾结石。小肠切除但结肠完整的患者，容易出现高草酸尿，伴有脱水者，更易形成草酸盐结石。此类患者要避免富含草酸的食物，如菠菜、浓茶、巧克力、坚果、草莓、甜菜等。

表 17　肠道手术后的饮食

	I 型：空肠造口型	II 型：小肠结肠吻合型
限制草酸盐	否	是
限制乳酸	否	是
脂肪	可耐受为准	正常或低脂肪
可溶性膳食纤维	可以考虑	重要
电解质	口服补液盐和静脉补电解质	口服补液盐
发酵低聚二糖 - 单糖、多元醇	没有益处	可以考虑

胆结石。回肠切除导致胆盐吸收不良，胆结石的危险率比一般人高 2~3 倍，患者要注意减少高胆固醇的食物：蛋黄、黄油、内脏、鱼子、动物脑、海米、干制的海鲜（干贻贝、鱿鱼干）等。

脂肪泻。脂肪吸收不良导致粪便中脂肪多，伴有恶臭，鉴于脂肪是能量的重要来源，长期丢失脂肪，患者会日渐消瘦。如果有脂肪泻，建议用中链脂肪酸（MCT）来取代部分食用油，添加的时候一点点观察着来，避免陡然大量引入 MCT 反而加重腹泻。即使用中链脂肪酸，整体上也要控制总脂肪，防止草酸盐肾病的发生。

营养素的补充

钠。主要通过钠盐，咸味食物，如：咸菜、乳腐、汤类、咸味零食（小鱼干、薯条）等，也可以在肠内营养液里添加钠盐。

钾。可以通过肉汤、蔬菜汁、葡萄干来补充，一些天然食物干粉钾含量很高，例如：香菇粉、紫菜粉、海苔粉，作为调味品拌在粥或馅料当中，接受度较高；鲜榨果汁和牛奶也可选，但也要尝试着来，因为牛奶中的乳糖和果汁中的大量果糖可能加重腹泻。

镁。结肠不完整的患者，更容易丢失镁，主要是借助药物补镁，饮食上可以多用黑芝麻、荞麦粉、黑豆粉、杏仁莲子粉、山核桃、南瓜子、虾皮、葵花籽等食物，磨粉与粥混合，也可直接买质量好的成品点心，比如芝麻丸子、荞麦薄饼等。

钙。推荐用发酵的乳制品（酸奶、奶酪），既是钙的良好来源，还能避免原奶中乳糖引发腹泻，奶制品本身所含的维生素 D 还可以促进钙吸收。若口服钙剂，建议同时补充维生素 D，一般每天 400~800IU 是安全的，但不能超过 2000IU。

蛋白质。短肠综合征患者肠液中会丢失大量蛋白质，若同时存在肠道炎症，丢失会更严重。整蛋白配方的营养液比较好喝，但是患者喝了可能会腹泻（不能消化大分子蛋白质）；短肽配方吸收好一些，但是口味没那么友好，患者可能不接受。此外，奶酪、鸡蛋、虾仁、高质量的肉松等，也可以提供较多"好吃"的蛋白质。乳清蛋白粉或混合了大豆蛋白的蛋白粉，一般作为强化蛋白质摄入的首选。

微量营养素。维生素 A、D、E 和 B_{12} 在末端回肠切除的患者中更易缺乏，如果末端回肠切除 >100 厘米，患者每月需要肌注 1 次维生素 B_{12}，日常需要补充复合的维生素、矿物质和微量元素补充剂，在不能完全吸收的患者，供给量可以略高于一般人群的参考推荐量；若是某种营养素监测到严重的缺乏，靠吃可能来不及补，需要静脉补充。

食物的制作

考虑到迷你餐的摄入方式，若条件允许，患者可以准备保温的分层小餐盒，在上班或在外出时保证合适的食物。

常备一些符合营养要求的预包装食物，如米粉 / 米糊、可冲泡的谷物脆、莲子藕粉、鸡蛋布丁、常温酸奶（便于贮存）、小奶酪、肉松、芝麻丸等。曾有动手能力强的患者，将特殊医学用途配方食品制成布丁和牛轧糖，增添了饮食乐趣及生活质量。

结肠、直肠手术后该怎么调整饮食呢？

切除了结肠、直肠和肛门的患者，通常会进行回肠造口；切除了直肠和肛门的患者，通常会进行结肠造口。造口患者主要注意几点：①因为胃排空加快，因此将食物制成泥 / 粉状（果蔬泥、鸡蛋酥、鱼松），更易消化，促进吸收。②回避高纤维的蔬菜，如：鲜毛豆、鲜蚕豆、鲜豌豆、彩椒、芹菜等，以免食团梗在造口狭窄处。③豆类、洋葱、卷心菜、蛋类、鱼类等食物可能导致残渣产生难闻气味，脂肪消化不全也可能造成恶臭。④充分咀嚼、改进烹饪方式或借助食物粉碎机，或把一日三餐调整为日间均匀小餐，可以减少梗阻。⑤减少咖啡因，限制果糖和山梨醇，乳糖不耐受者减少纯牛奶或改为发酵乳制品，均可减少患者造口贮袋内的粪便体积和产生频率。

营养支持的方式有很多，在一种方式不能耐受时，患者和家属不能放弃，应当想方设法利用余下的可用的肠道。肠道手术，肠道不仅仅是被治疗，更是成全治疗的一部分。

（田芳）

胃做了手术，怎么吃才好？

食物吃进来先经过胃，因此胃部手术对饮食的影响很大，既要根据症状调整饮食，还要预防术后可能的营养缺乏。

营养师整理了胃部手术后的饮食营养要点，供您参考。

胃做了手术，可能发生什么营养问题？

胃部手术多见于胃肿瘤，术式常有近端胃大部切除、远端胃大部切除、全胃切除。术后可能出现胃排空延迟、过早的饱腹感、消化不良、乳糖不耐受、腹泻、倾倒综合征、吞咽不顺容易梗噎等。

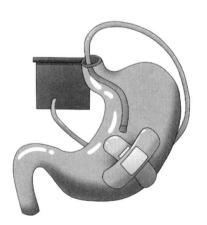

术后远期的营养问题主要是贫血（胃酸减少导致铁吸收障碍，引起缺铁性贫血）、消瘦、骨质疏松（钙摄入不足）、微量元素和维生素缺乏（整体上吃得少）。

图27 胃部手术

术前营养怎么准备?

胃部手术前至少 1 周,注意营养储备很重要,应有意识地增加蛋白质的摄入,并注意保持血糖的稳定。前者是给术后恢复做营养储备,后者是降低术后并发症的有效措施。增加优质蛋白,主要是多吃奶、蛋、鱼虾类,若是吃不下或胃口不好,可以借助于高蛋白配方的特医食品进行口服营养补充(Oral Nutritional Supplement, ONS)。控制血糖意味着尽量避免甜食、甜饮料和过多的水果,即使能吃得下,也不能单餐吃太多,而应改为多餐制。

目前,术前饮用含碳水化合物饮料已被纳入 ERAS(加速康复外科 Enhanced Recovery After Surgery)的共识,术前 12 小时饮 800 毫升、术前 2~3 小时饮用 400 毫升含 12.5% 碳水化合物的清流饮料,可以缓解术前口渴、饥饿及烦躁,降低术后胰岛素抵抗发生率,降低术后高血糖及并发症发生率。

术后怎么吃?

大多数胃部手术后,胃肠道功能恢复就可以早点开始吃东西,不过要挑着吃。

从喝水或米汤开始,要是没啥不舒服,逐渐加点有溶质的流质,比如清淡的果汁、椰子水、薄藕粉、清淡菌菇汤、蛋花汤、低浓度的特殊医学用途配方食品(FSMP)等。流质一般日间每 2 小时喝 1 次,白天 5~6 次。有些患者感觉冰或凉的更舒服,那也不是禁忌。

感觉还好吗?没问题就可以尝试半流质啦。先保留 2~3 餐流质,其他餐次吃半固体、易消化食物,如:薄皮小馄饨、小面片、细软面条、皮蛋粥、清蛋糕、软面包等;囫囵吞枣对切了胃的人可不合适,一定要充分咀嚼,给胃减负。

慢慢适应后,流质食物可逐渐退场,添加炖蛋羹、虾仁、龙利

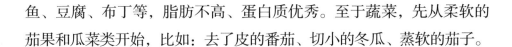

鱼、豆腐、布丁等，脂肪不高、蛋白质优秀。至于蔬菜，先从柔软的茄果和瓜菜类开始，比如：去了皮的番茄、切小的冬瓜、蒸软的茄子。

出现症状，该怎么调整饮食？

胃部手术后可能出现倾倒综合征、胃排空延迟、梗噎、呕吐、乳糖不耐受、腹泻或便秘，一起来看看怎么调整吧：

倾倒综合征：针对倾倒综合征，饮食上主要是让胃排空慢一些，增加食物在肠道走路的时间，可以这样来调整：

（1）分几次吃，每次一点点。

（2）多用碎小的食物。

（3）少吃富含简单糖的食物（这类食物多半入口即甜，比如蛋糕、巧克力等）。

（4）多用复合碳水化合物的食物（主要是杂粮、可以做豆沙的淀粉豆类、可以磨豆腐的大豆类）。

（5）必要时增加可溶性膳食纤维补充剂（特别是果胶或树胶，如瓜尔豆胶，加到果汁、软饮料、牛奶中，延缓液体排空）。

（6）适当增加每餐的脂肪（脂肪会抑制胃排空，效果杠杠滴，可以用烹调油，也可以是半肥半瘦的肉类或加了油脂的点心）。

（7）吃饭时干稀分开，汤汁类在两餐之间喝。

（8）饭后立刻躺下，会降低倾倒综合征的严重程度。

乳糖不耐受：切过胃的患者常会出现乳糖不耐受（术前可能喝牛奶没问题，但术后喝就容易腹泻）。鉴于奶类和奶制品的钙营养优势，不能因噎废食，换成奶酪或酸奶，耐受性会好一些。使用乳糖酶制品或乳糖水解的液态奶也是一种选择。

胃排空延迟：一般来说少吃多餐，将食物制成糊状或流质更为合适，同时注意限制膳食纤维的摄入（包括食物和膳食纤维补充剂，尤其是果胶），避免直径较大的食物团，如蔬菜的皮、花生、种子等；老年患者需要注意检查有无牙齿缺损，及时调整食物的制作方式，促进有效咀嚼。

梗噎和呕吐：因为胃容量减少，扩张能力下降，排空延迟，因此吞吃太快，容易梗噎。胃部切除后的患者，大脑在一段时间内可能还是以前的食量和节奏，但胃结构已经不适应大块食物和快速吞咽，因而尤其要注意"细细嚼，慢慢咽"。初期可用食物料理机，尽管糊状食物往往"没那么诱人"。细细咀嚼可以从源头上解决大块食物不耐受的问题，毕竟长期吃糊状或半流质，很多患者会觉得不满足。

腹泻：有些食物本来就容易引起腹泻（如牛奶、大量蔗糖或果糖的食物/饮料，引起渗透性腹泻），需要暂时避免。胃切除引起消化不良，亦是腹泻的一个原因，注意减少食物脂肪，或者用胰酶制剂。食物选择请遵循渐进模式：先用少量的碳水化合物如谷类、面包和低脂肪的肉类，然后用少量的柔软蔬菜和水果，最后加入脂肪类食物（坚果、蛋黄、肥肉等）。

便秘：吃得少食物残渣也减少，忘记喝水，膳食纤维不够，都容易造成便秘。解决的方法包括：不要反复地忽略便意（很重要），增加蔬菜和水果（榨汁保留渣也可），适当增加脂肪，用粗粮替代至少1/3精米白面，也可借助温和的通便药物，但不要滥用。

特殊医学用途配方食品（FSMP）了解一下

胃切除的患者单餐吃不了太多，当食物准备有难处时（比如经常出差、中午只能叫外卖、没精力准备食物等情况），特医食品可以提供基本配方的热能、蛋白质和主要营养素。有些配方还强化了蛋白质和某些微量元素，可以方便、快捷、全面地提供营养，既可解决不知怎么搭配的困惑，亦可减轻照顾者的负担，给患者有效增加营养储备。

（田芳）

处方笺

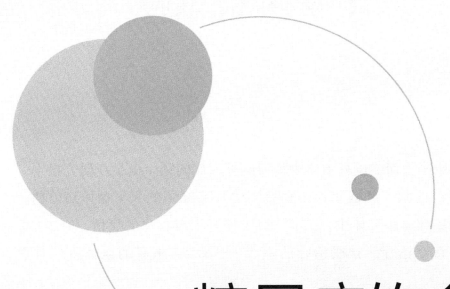

糖尿病饮食

热点问题

医师：_____

临床名医的心血之作……

教"糖尿病患者如何吃"

中国正面临世界上最大规模的糖尿病问题。据最新研究报告，我国约有 11% 的成年人患有糖尿病，近 36% 的人为糖尿病前期。在糖尿病患病群体中，只有 36.5% 患者了解自身的病情，32.2% 患者在接受治疗。接受治疗的患者中，49.2% 患者的血糖得到有效控制。

怎么吃？相信对绝大多数人来说不会成为困惑。但是，对一个糖尿病患者来说，怎么吃才能有效控制血糖？怎么吃才能减少危害生命健康的多种并发症的发生？

"主食定量""全谷物、杂豆占 1/3"

主食定量，摄入量因人而异，应选择低血糖生成指数（GI）食物，全谷物、杂豆类应占主食摄入量的 1/3。

这里的"杂豆"，是指除大豆以外的豆类，如绿豆、红小豆、豇豆、豌豆、兵豆、芸豆、蚕豆等。在豆类食物中，大豆蛋白是最好的植物性优质蛋白，高达 35%~40%。杂豆含有 15% 的植物蛋白质，还含有丰富的亚油酸、磷脂和膳食纤维，膳食纤维有益于保护肠道微生态环境，防止便秘。

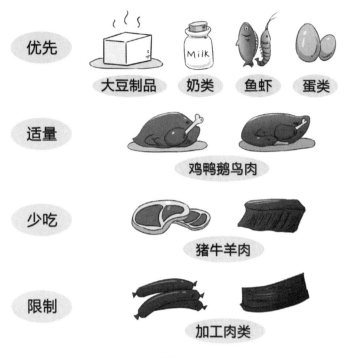

图 28

"多吃蔬菜，种类、颜色要多样"

过去大家知道"每日蔬菜应保证 300~500 克，多吃绿叶蔬菜"，现在则强调"多吃蔬菜，种类、颜色要多样，深色蔬菜占1/2以上，其中绿叶蔬菜不少于 70 克"。

"深色蔬菜"包括绿色、红色、橙色、紫红色的蔬菜，不同颜色的蔬菜中包含了丰富的维生素、膳食纤维、植物化学物（如植物固醇或甾烷醇酯，多酚类，花青素）等，有利于控制血糖。

常见的绿色蔬菜有：菠菜、小青菜、油菜、空心菜、芹菜、芥菜、苋菜、西蓝花、茼蒿、韭菜、萝卜缨、番薯叶等。

常见的红色、橙红色蔬菜有：番茄、胡萝卜、南瓜、红辣椒等。

常见的紫红色蔬菜有：红苋菜、紫甘蓝、鱼腥草叶等。

"限制摄入加工肉类"

以前很多人知道健康膳食"要少吃红肉",所谓红肉是指在烹饪前呈现出红色的肉,如猪肉、牛肉、羊肉、鹿肉、兔肉等。加工肉类是指使用烟熏、腌渍、添加化学物等方式处理过的食物,如火腿、培根、熏肉、热狗和香肠等。

2015年世界卫生组织曾宣布,根据"国际癌症研究机构"的研究结果,加工肉类制品被正式列为致癌物,称"每天食用50克的加工肉制品会使患结直肠癌的概率增加18%"。

"细嚼慢咽,注意进餐顺序"

强调细嚼慢咽,尤其是"改变进餐顺序,先吃蔬菜,再吃肉类,最后吃主食"。

近年来,有日本学者研究不同进餐顺序对餐后血糖的影响,研究者将受试者分为"先吃蔬菜,再吃鱼/肉,最后吃主食"与"先吃主食,再吃鱼/肉,最后吃蔬菜"两组,通过连续血糖监测证实,"先吃蔬菜,再吃鱼/肉,最后吃主食"对餐后血糖影响最小,胰岛素分泌量最少。"先吃蔬菜,再吃鱼/肉,最后吃主食"进餐顺序对正常人、糖尿病前期、糖尿病患者,均可改善餐后血糖波动性。

曾有人建议"吃饭时每一口饭菜要嚼40次",其实这样的建议比较呆板,但是"细嚼慢咽"无论是对促进营养吸收,还是控制体重肯定都有益处,所以这版"指南"推荐控制进餐速度,建议早餐15~20分钟、中晚餐30分钟左右。

"定期接受个体化营养指导"

现代健康管理和康复医学提出,一个人要想健康长寿需要"五张处方":药物处方、营养处方、运动处方、心理和睡眠管理处方、康复处方。

对于糖尿病患者来讲，医学营养治疗能够有效控制血糖水平、减少胰岛素使用量，减少感染及并发症的发生，减少住院时间。从宏观上讲，营养治疗还可以预防糖尿病，改善糖尿病患者的生活质量和临床结局，节约医疗费用。但是，现实生活中大多数糖尿病患者更重视"吃药打针"，而忽视营养治疗。

人们身处在信息特别丰富的时代，各种资讯繁多而冗杂，其中不乏伪科学的东西，糖尿病患者更需要专业、权威的营养治疗指导。现在三甲医院都开设营养门诊，方便患者就诊咨询。糖尿病患者定期接受个体化营养指导，建议至少每年4次。

推荐"八大营养健康建议"

（1）吃、动平衡，合理用药，控制血糖，达到或维持健康体重。

（2）主食定量，粗细搭配，全谷物、杂豆类占1/3。

（3）多吃蔬菜、水果适量，种类、颜色要多样。

（4）常吃鱼禽，蛋类和畜肉适量，限制加工肉类。

（5）奶类豆类天天有，零食加餐合理选择。

（6）清淡饮食、足量饮水、限制饮酒。

（7）定时定量，细嚼慢咽，注意进餐顺序。

（8）注重自我管理，定期接受个体化营养指导。

（徐丹凤　孙建琴）

糖尿病患者怎么吃主食

一旦诊断了糖尿病就一定要控制血糖。人体血糖主要来源于饮食，要使血糖降低和稳定，必须从控制饮食开始。糖尿病患者的饮食控制中最重要的就是主食的控制。主食，也就是我们每天吃的富含碳水化合物的各种米面等谷类食品，其中主要含有淀粉（也称作糖），可以提供每天人体所需能量的60%左右。吃多少主食一直是糖尿病患者的心腹大患，吃得少了身上没劲，吃得多了却又血糖升高。

有些糖尿病患者对这个问题也存在着两种截然相反的错误观念：一种是认为不需控制主食，一种是认为主食吃得越少越好。不控制主食而任由血糖升高当然不对，不吃或吃很少量的主食而饿着肚子也不行。对主食限制过严，经常处于半饥饿状态，不但会影响病情的控制，而且还会加快并发症的产生。

糖尿病患者不能用不吃主食来控制血糖

很多患者有误解，认为既然是主食产生了血糖，就以少吃主食的办法来达到控制血糖升高的目的。这种想法是不正确的。主食中淀粉分解产生的葡萄糖是体内能量的主要来源。一方面，一些特殊的细胞如脑细胞、神经细胞和红细胞只能靠葡萄糖供能，如果主食不足必然会影响这些细胞的功能，出现头晕、冷汗、乏力等症状。另一方面，若不吃主食或进食过少，葡萄糖来源缺乏，身体就要用脂肪和蛋白质来提供能量。脂肪过多分解会产生酮体，易导致酮症酸中毒。无论是正常人或是糖尿病患者，每日主食不能少于150克，这是一个最低限度，否则容易出现酮症酸中毒。此外，即使不吃主食也可以出现高血糖。由于体内需要热量，在饥饿状态下，需动用蛋白质、脂肪，使之转化为葡萄糖，以补充血糖的不足。长此下去，患者可出现形体消瘦，抵抗力减弱，很容易出现各种并发症。

主食的摄入量要因人而异

具体要根据患者身高、体重、年龄、性别、体力活动、血糖水平和降糖药使用的情况而定。总的原则是多动多吃，少动少吃，一般情况下每天200~300克（指食物的生重），特殊情况每天150~400克。其中休息患者，每日200~250克；轻体力劳动患者，每日250~300克；中等体力劳动患者，每日300~350克；重体力劳动患者，每日400克以上。一般50克生米加适量的水蒸出的米饭重量是110克，大约是不满一小碗，我们可以根据个人的习惯用50克或100克生米单独蒸一碗饭，看看到底有多重，心中就有数了。

三餐可按1/5、2/5、2/5分配。也可少量多餐，从正餐中抽出一小部分食物作为加餐用，每天5~6餐。要防止1次进食量过多，加重胰岛负担；或1次进食量过少，发生低血糖或酮症酸中毒。另外，糖尿病患者最好与家人分餐，采用固定的饭碗，每餐先选择固定量的主食后再进餐。一旦每日的进餐次数形成规律后，三餐主食的分配量不得随意更改，三餐也不可当作两餐用，否则会打乱体内的代谢过程，对糖尿病的控制产生不利影响。

主食吃多少还要看能量进出平衡的结果，具体反映在血糖、体重及腰围上。我们可以掌握吃到七八分饱，使超重的体重逐步下降，这说明你减少了总热卡量；如果体重还在升，腰围还增粗，说明你能量过剩。

主食种类多样化：各种五谷杂粮都可以选择，应减少摄入精制米面，尽量选择一些含糖相对少、升血糖慢的五谷杂粮（这些食物也别称为低血糖指数的食物），如燕麦、玉米、荞麦、红薯、薏苡仁和全麦面包等，每天至少 1 次。也可在白米面中加入杂粮制成花式食品，如赤豆饭、荞麦饭、杂粮面点（玉米面条、绿豆面条、杂粮馒头）等。还要注意，在食用含淀粉较多的根茎类、鲜豆类蔬菜水果（如藕、蚕豆、香蕉等）时要替代部分主食。

用薯类代替部分米面

糖尿病患者还可以用薯类食物代替部分米面，如土豆、南瓜、红薯、芋头、山药等食物。它们既是主食，又是蔬菜，大多数含糖在 20% 以下，土豆每百克含 17 克、南瓜 5 克、红薯 25 克、胡萝卜 10 克、芋头 18 克、山药 12 克等，它们可以代替主食，而且含糖量较少，可以多吃一些。如 100 克红薯含糖 25 克，不到 50 克谷类主食的含糖量（大米 50 克含糖 38 克），如果吃 150 克红薯，含糖量才 37.5 克，相当于 50 克米饭或馒头的含量。不但血糖升得慢，而且含糖少，可以多吃一些，还有饱腹感，又当主食又当蔬菜。国外最新研究认为，芋头、山药中的黏滑物质中含有黏蛋白、纤维素、胡萝卜素、镁、钾等营养素，可抑制餐后血糖升高。

主食最好吃干的

有些糖尿病患者觉得把主食做得稀一点，可增加饱腹感好控制血糖，其实则不然，稀一些的主食消化快，对血糖的影响也更快，反而更影响健康。所以，糖尿病患者最好不要喝稀粥，可以用粗杂粮加干豆类煮的软饭或干粥，再加一袋牛奶，这样有降血糖、降血脂、通宿便的作用。

总之，糖尿病患者还应该定期监测血糖、血脂、血压，酌情调整主食方案，不能一张食谱吃到老，也不能一张饮食处方众人用。

（高键）

糖尿病患者怎样喝粥？

糖尿病患者能不能喝粥？怎样喝粥？一直是个纠结的问题。一方面，很多医生认为大米粥比大米饭更容易消化吸收，升血糖作用更快，不利于血糖的稳定，所以糖尿病患者不宜吃粥。另一方面，又有医生根据《中国食物成分表（2002 年）》中的记录：大米饭的血糖生成指数（GI）是 83.2，而大米粥的血糖生成指数是 69.4，认为大米粥的 GI 比大米饭还低，糖尿病患者不但可以喝粥，还建议糖尿病患者喝各种粥来进行食疗养生，如苦瓜粥、南瓜粥、山药粥、银耳粥等。那么，糖尿病患者该听谁的呢？

同等重量的大米，做成大米粥比做成大米饭消化吸收的速度更快一些。因为大米粥和大米饭的含水量是不同的，分别为半流和固体状态，大米粥在胃内停留时间短，很快就进入小肠，小肠是食物消化吸收的主要场所，所以大米粥比大米饭消化吸收快。另一方面，加热和水的存在使大米中淀粉颗粒膨胀，从而使包裹它们的包

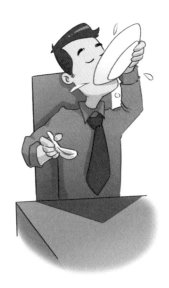

图27

膜分裂，淀粉胶化，颗粒变小。加热时间越长这种作用越彻底，进食后与消化液接触越广泛，越易被吸收。所以，吸收更快的大米粥比大米饭使血糖升高得更明显。不但理论上如此，而且也有研究数据的支持。广州市红十字会医院内分泌科的劳干诚等在 1997 年第 2 期的《中国糖尿病杂志》上发表文章"大米两种烹调方法对糖尿病患者餐后血糖影响的研究"。他们观察了 31 例 2 型糖尿病患者，早餐分别进食以等量的大米（增城丝苗米）煮成的大米粥和大米饭后 30、60、120、180 分钟血糖的变化，并以等能量的葡萄糖作对照。三种食物连续三天随机分配。结果显示，进食大米饭时餐后 30、60、120 分钟血糖明显低于进食大米粥及葡萄糖时餐后相应时间的血糖。研究的结论是同等重量的同一种大米煮粥升血糖比做大米饭更高一些。

《中国食物成分表（2002 年）》的记载确实表明大米饭的 GI 是 83.2，而大米粥的 GI 是 69.4，从这个数值上看，应该是大米饭升血糖的作用更快，这又该怎么解释呢？这两个数据的来源是中国疾病预防控制中心营养与食品安全所的杨月欣教授发表于《营养学报》2003 年第 2 期上的研究报告"常见谷类和薯类的血糖生成指数"。这篇研究报告是由北京、辽宁、四川、宁夏、湖北五个省份合作完成，仅说"所有研究食品购自超市"，这就可能大米饭和大米粥的 GI 是在不同的地方用不同的米做出来的，这当然就缺乏可比性。另外，测定某种食物 GI 的高低受很多因素的影响，如烹调方法、加热时间长短、水分含量，还有 GI 测定时的采血方法、检测方法、实验人群等等，如果在不同地方可能也有较大的差别。如果实验中的大米粥煮的时间不长，煮得不烂，确实有可能出现较低的 GI 值。该报告中测定大米粥的 GI 值波动很大，为 69.4 ± 18.5，远大于大米饭的 GI 值的波动（83.2 ± 3.1），这表明大米粥对血糖的影响有很大不确定性。所以，为了避免不利影响，糖尿病患者还是不要吃单纯的大米粥，特别是煮的时间很长，煮得很烂的大米粥。

但是，糖尿病患者是不是完全不能吃粥呢？其实，生活中也用不着如此的绝对。糖尿病患者究竟能不能喝粥，关键是要看煮的是什么粥。粥也有很多种类，远远不止白米粥一种。如果能以大米为辅，而以绿豆、红豆、黑豆、芸豆等各种杂豆类，以及燕麦、糙米、大黄米、小黄米、黑米、血糯米等粗杂粮为主，做成各种杂豆杂粮粥，糖尿病患者不仅可以喝，甚至可能大有益处。这样的杂豆杂粮粥升血糖的作用要小很多，比吃白米饭喝白米粥都要好，杨月欣教授的研究报告也证实了这一点。这样的杂豆杂粮粥体积大饱腹感好。既不像大米饭那样进食速度快、饱腹效果差，也不像大米粥那样胃肠排空快、容易饥饿，更有利于糖尿病患者控制饥饿感和控制血糖。当然，这样的杂豆杂粮粥也是要控制总量的，并不能因为是粗杂粮就放开吃。此外，偶尔喝一些苦瓜粥、南瓜粥、山药粥、银耳粥进行糖尿病食疗养生也是可以的，但要注意这些粥也都是主食，必须相应减少其他主食的量。

总之，我们不需要纠结于大米粥能不能喝，吃大米饭还是喝大米粥，因为我们有比这二者更好的选择，就是杂粮饭和杂粮粥。当然，各种杂豆杂粮粥也要烹调得当，也不要煮得时间过长，煮得太烂。煮粥的时候应当注意，在充分煮熟的前提下，尽量保持豆子和米粒的完整性。因为研究证明，豆粒和米粒的完整性越好，则消化速度越慢，血糖上升也越慢。

（高键）

这两种维生素糖友们千万不能缺

糖尿病患者为了稳住血糖，对于饮食限制非常严苛，甚至要不停计算吃什么吃多少。可是在限制摄入的同时，你知道吗，有一些营养素是糖友们不可或缺的！

糖友们不可或缺的营养素第 1 位——维生素 B_{12}

维生素 B_{12} 与神经系统密切关联。糖尿病患者往往非常注意自己的饮食限制，特别是吃素的患者，比较容易缺乏维生素 B_{12}。再加上糖尿病患者在一线治疗时使用药物——二甲双胍，与维生素 B_{12} 有拮抗作用。

一旦缺少了维生素 B_{12}，很容易产生周围神经病变，皮肤蚁走感、手套感、麻木感相继来袭。

《中国居民膳食营养素参考摄入量》建议，18~50 岁的人群每天应摄入 2.4 微克的维生素 B_{12}。

除了适量口服维生素 B_{12} 以外，它还隐藏在动物性食物中，比如猪肝、瘦肉和牛奶中的维生素 B_{12} 含量较高。日常食用 3 克猪肝，或 140 克瘦肉，或 450 毫升低脂牛奶即可获得每日所需的维生素 B_{12} 哦。

由于植物性食物中的维生素 B_{12} 含量特别低，所以对于素食主义者来说，可以适当吃一些发酵豆制品，如腐乳、豆豉、豆酱等，里面的维生素 B_{12} 的含量也很高。

糖友们不可或缺的营养素第 2 位——维生素 D

维生素 D 被称为"阳光维生素"，能改善肌肉功能、促进胰岛素分泌，这对于胰岛素抵抗的患者是大有作用的。

世界卫生组织（WHO）推荐维生素 D 摄入量在 600IU/ 天。

补充维生素 D 方法非常简单，户外运动，锻炼肌肉，或者晒晒太阳都能补充维生素 D，除此之外，鸡蛋黄、金枪鱼、肝脏、瘦肉中的维生素 D 含量相对较高。

（陈敏）

No. 1656818

处方笺

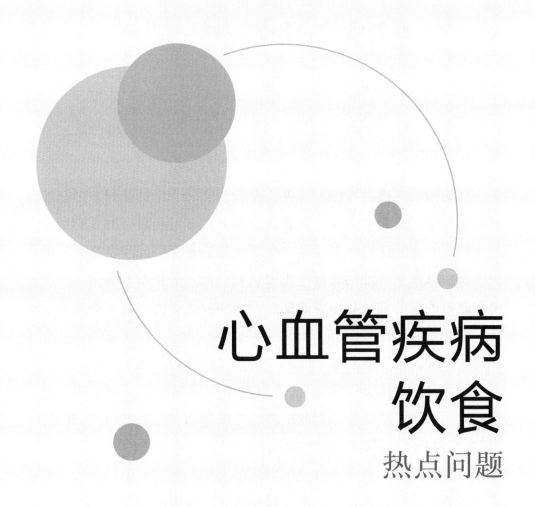

心血管疾病
饮食

热点问题

医师：＿＿＿＿＿＿＿＿

临床名医的心血之作……

心血管病患者如何选择烹调油？

烹调油，也称食用油，可以说是美食之源，中国菜好吃的口感都离不开它，但是过多摄入烹调油会带来过多的能量，导致肥胖，甚至诱发心血管疾病。所以，心血管疾病患者都需要控制烹调油的摄入，而且在烹调油的选择上也要讲究。来到了超市，看到货架上琳琅满目的烹调油，心血管疾病患者该如何选择呢？其实细细看下来，大致分为三种哦。

第一种就是以大豆油、玉米油、葵花籽油为代表的，它们含多不饱和脂肪酸比较高，即使在冰箱冷藏室里存放也不会凝固，但是它们不耐热，不适合长时间油炸、高温爆炒，炒菜的时候记得要"轻炒"，就是要不冒油烟时就放菜。

（1）大豆油：是一种极受国内消费者欢迎的食用油品种，尤其在中国北方地区；闻起来有明显的豆腥味，新鲜的成品色泽呈淡黄或深黄，它在高温下不稳定，不适合用来高温煎炸，更适宜于拌馅或配合蒸腌。

（2）玉米油：是一种从玉米胚芽中提取的油，成品色泽明亮，有自然的清香，除含有大量不饱和脂肪酸外，还含有维生素 A、E 和卵磷脂。可以用于炒菜，也适合用于凉拌菜。常吃玉米油有助降低胆固醇，是高血脂患者首选的食用油之一。

（3）葵花籽油：有天然的独特香气，自然爽口，不油腻，口感较好。含有大量的维生素 E 和抗氧化的绿原酸等成分，抗氧化能力较强。精炼向日葵油适合温度不高的炖炒。

第二种就是以花生油、芝麻油为代表的，它们的脂肪酸组成比例为 1∶1∶1，比较均衡合理。

（1）花生油：有独特的花生风味，脂肪酸组成比较合理。它的热稳定性比大豆油要好，适合日常炒菜用，但不适合用来煎炸食物。花生容易污染黄曲霉，产生强致癌物黄曲霉素，如果喜欢吃花生油就一定要选择质量最好的一级花生油。小作坊生产的、没有品牌的、散装的花生油风险比较大，一定不要吃。

（2）芝麻油：也就是香油，它是唯一不经过精炼的植物油，因为其中含有浓郁的香味成分，精炼后便会失去。芝麻油在高温加热后失去香气，因而不适合炒菜，而是适合做凉拌菜，或在菜肴烹调完成后用来提香。

第三种是以橄榄油、茶油为代表的含有更多单不饱和脂肪酸的烹调油。

（1）橄榄油：是著名的好油，色泽为黄中透绿，有温和的油香味，口味清淡含有 80% 的不饱和脂肪酸，其中有 70% 以上的单不饱和脂肪酸，即油酸，有利于降低血液中的坏胆固醇 LDL，升高好的胆固醇 HDL，著名的地中海饮食就是以橄榄油为代表的健康饮食，但是市场上的橄榄油好坏参差不齐，所以购买时不要贪图便宜，橄榄油更适合凉拌和做汤等。

（2）茶油：也称茶籽油，其脂肪酸构成与橄榄油相似，完全可以作为橄榄油的替换品，也被称作"东方橄榄油"。不饱和脂肪酸含量高达 90% 以上，单不饱和脂肪酸占 73% 之多。而且精炼茶油风味良好，耐贮存，耐高温，茶油在煎到 150℃ 时，也不会产生有害健康的物质，因此适合作为炒菜油和煎炸油使用。

第四种，菜籽油、黄油为代表的脂肪酸构成不平衡的烹调油。

（1）菜籽油：俗名菜油，是一种在国内相当普及的食用油；纯正的成品呈淡淡的金黄或棕黄色；闻起来有一定的刺激味道；从营养角度来看，因其成分构成不平衡，营养价值较低；不适用于制作凉拌菜肴。高温加热过的菜籽油应避免反复使用。

（2）黄油：含脂肪 80% 以上，其中不健康的饱和脂肪酸含量特别高，达到 60% 以上，还有 30% 左右的单不饱和脂肪酸。黄油的热稳定性好，而且具有良好的可塑性，香气浓郁，是比较理想的高温烹调油脂。

选择烹调油的技巧

（1）并非越贵越好：国外食用植物油也进入了中国市场，但往往价格十分昂贵。一些收入水平较高的消费者对这些国外产品十分信任，认为物有所值。其实我们国家的食用油（如茶油、玉米胚芽油）从营养价值上讲，完全可以和进口的橄榄油相媲美，而价格却便宜很多。

（2）变着花样来吃油：市场上销售的食用植物油都能够满足人体基本生理功能的需要，各有优缺点，不能简单地说哪种是最好的。作为普通消费者，简单的做法就是不固定食用某一种食用油，而是隔一段时间换一种油，这样就可以使食用油中各种营养成分的摄入较为均衡。

（3）买油看等级：按照国家相关标准，市售烹调油必须按照质量和纯度分级，达到相应的质量指标。建议消费者全部选择一级烹调油，它们经过沉降、脱胶、脱酸、脱色、碱炼等处理，纯净、新鲜、不含毒素，杂质极少。

（4）买油看生产日期：油脂的质量和新鲜度关系极为密切。新鲜的油脂较少含有自由基和其他氧化物质，也富含维生素 E，而陈旧的油脂对健康之危害不可忽视。应当尽量选择生产日期短、颜色较浅、清澈透明的油脂，最好是在避光条件下保存的油脂。没有生产日期的散装油脂质量无法保证，很可能发生酸价和过氧化值超标的问题，因此不要因为贪便宜购买散装油。

（高键）

心血管病患者喝咖啡好吗？

咖啡可以说是一种当下非常时髦又流行的饮料了。很多白领都喜欢在工作时喝一两杯咖啡，既好喝，又提神。但是，也有一些人喝咖啡后会出现心跳加快等情况。如果是心血管疾病患者，有些医生会建议他们不要喝咖啡，甚至避免茶一类饮料。但是，时不时也有一些互联网上的信息说，咖啡有保护心脏的作用。那么，到底心血管疾病患者能不能喝咖啡？怎么喝咖啡呢？

咖啡含有大量抗氧化物质（主要是绿原酸），能对抗氧化应激，对健康有益。在美国人的饮食中，咖啡其实是抗氧化剂的最大来源。欧美国家喝咖啡的人非常多，因此也特别关注咖啡对健康的影响，在这方面已经做了几十年的研究了。综合过去上百项大型研究的结果，已经被证实的咖啡的好处有：提神、提高运动能力、降低癌症风险（主要是乳腺癌、前列腺癌、皮肤癌、肝癌）、降低糖尿病风

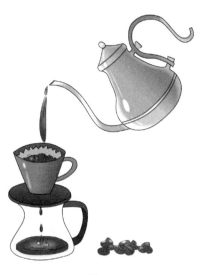

图 30

险、保护肝脏、减肥等，但是也有一些研究表明咖啡可能也有一些坏处：干扰矿物质吸收、对胎儿发育不利、骨质疏松、肾结石等。至于咖啡对心脑血管疾病的影响，目前争议还很大，还难以形成倾向性的结论。

咖啡因是咖啡中的主要物质，它可使人精神振奋，消除疲倦，提高大脑的活动能力，促进消化。咖啡因又能够让神经系统振奋而诱发失眠。摄取过多的咖啡因，能发生耳鸣、心率加快和血压升高。根据目前已有的研究，发现咖啡对心血管系统的影响有：短期饮用咖啡可升高血压，但长期饮用对血压无明显影响；在不常摄入咖啡因的个体中，咖啡可升高血压，但在习惯性饮用咖啡的个体中，咖啡对血压几乎没有急性作用。咖啡可提高胰岛素敏感度；常喝未过滤的熟咖啡会升高血胆固醇和低密度脂蛋白胆固醇（LDL），而现磨咖啡对于总胆固醇含量、低密度脂蛋白胆固醇（LDL）、高密度脂蛋白胆固醇（HDL）水平没有影响；咖啡并不会增加心律失常风险；咖啡与心血管疾病的关系与饮用量有关。咖啡饮用量 <5 杯 / 天时，饮用咖啡为慢性心衰保护因素，其中咖啡饮用量为 3 杯 / 天时，慢性心衰风险最低；而超过 5 杯 / 天，则可能增加心血管疾病风险。

美国心脏协会杂志刚刚发布的一项大规模的研究表明，不管是咖啡、茶还是巧克力都不会增加心脏早搏的发生。如果只喝 1~2 杯咖啡就出现心悸，这一般不是咖啡本身带来的问题，而是代表心脏功能储备不足，需要到医院做进一步检查。对于那些已经患高血压、冠心病、动脉硬化等疾病的人来说，除非是急性心肌梗死、恶性高血压等急重症不推荐之外，其他可根据自身情况酌情每天喝 1~2 杯咖啡。值得注意的是，咖啡本身能量不高，但是为了调味而加入很多糖或者奶精，一杯咖啡的能量就会比原来高出很多，长期饮用这些高能量咖啡，导致肥胖，还是会增加心血管疾病的风险。

当然，无论有无心血管方面的问题，如果喝咖啡喝到心悸冷汗失眠，这就不是咖啡不好，而是过量了。如果要喝咖啡，对于中国人来说，每天最好 1~2 杯，不超过 5 杯。如果肠胃不好的可以适当加些牛奶来减少咖啡对胃的刺激。

咖啡虽好，也需因人而异，适量适度，根据自身情况来把握，对于爱喝咖啡的心血管疾病患者来说可以继续享受美味，但不要过量。而从不喝，并排斥咖啡味道的心血管疾病患者也没必要因为咖啡的其他健康作用强迫自己喝。

最后还要提醒一下的是，很多人喝咖啡是为了提神，是为了加班工作或者熬夜看球打游戏，这就是对健康不利的！

（高键）

饮酒究竟是"伤心"，还是"护心"？

　　饮酒是一种常见的社会习俗，特别是对男性来说。饮酒在社会交往、婚丧嫁娶和庆贺活动中不可缺，从"无酒不成席"这句话中就可以体会到，饮酒在生活中的重要地位。按酿造方法，酒可分为发酵酒、蒸馏酒和配制酒；按酒精含量（酒度）分类，酒可分低度酒、中度酒和高度酒。①高度酒是指 40 度以上的酒，如高度白酒、白兰地和伏特加。②中度酒是指 20 度 ~40 度之间的酒，如 38 度的白酒和马提尼等。③低度酒是指酒精含量在 20 度以下的酒，如啤酒、黄酒、葡萄酒、日本清酒等。各种低度酒间的酒度相差很大。一般的啤酒其酒精含量在 3.5%~5% 之间，通常把含酒精 2.5%~3.5% 的称为淡啤酒，1%~2.5% 含量的称为低醇啤酒，1% 以下的酒精含量则称为无醇啤酒。2012 年中国居民营养与健康状况监测结果显示，我国成年居民饮酒率是 32.8%，男性的饮酒率是 52.6%，女性饮酒率远低于男性，为 12.4%。《中国居民营养与慢性病状况报告（2015 年）》指出，我国成年居民有 9.3% 的属于有害饮酒。

　　谈到饮酒对健康的影响，需要先了解酒中都含有什么？酒的主要化学成分是乙醇（酒精），除了含水和酒精外，有的酒中还含有少量的糖和微量肽类或氨基酸，酒中还有有机酸、酯类、甲醇、醛类和酮类等，有机酸和酯类与酒香味和滋味有关，甲醇、醛类和酮类等与酒的毒副作用有关。除此之外，有些酒精饮料中含有铁、铜或铬，但由于这些成分的含量都太少，所以都不具有太多的营养价值。

酒精饮料可以提供较多的能量，特别是高度的白酒，但营养素的含量很少。1克酒精可以产生7千卡的能量。酒精饮料中含的酒精量不同，所含的能量不同。100毫升浓度为50%的白酒可产生350千卡的能量。虽然酒精在体内不能直接转换为脂肪，但其产生的能量可以替代食物中脂肪、碳水化合物和蛋白质产生的能量在体内代谢。当摄入能量大于消耗能量时，肌体就会将由酒精所替换其他食物来源的能量转变为脂肪在体内储存。

适量饮酒有一定的精神兴奋作用，可以产生愉悦感；但过量饮酒，特别是长期过量饮酒对健康有多方面的危害。过量饮酒尤其是长期过量饮酒的人，会使食欲下降，食物摄入量减少，从而发生多种营养素缺乏、急慢性酒精中毒、酒精性脂肪肝，严重时还会造成酒精性肝硬化。每天喝酒的酒精量大于50克的人群中，10~15年后发生肝硬化的人数每年约为2%。肝硬化死亡中有40%由酒精中毒引起。过量饮酒还会增加痛风、心血管疾病和某些癌症发生的风险。长期过量饮酒还可导致酒精依赖症、成瘾以及其他严重的健康问题。

饮酒与心血管疾病的关系一直存在争议。很多研究结果表明，少量饮酒（每天摄入14~28克酒精）患冠心病的风险更小，可以降低总死亡率。但每天摄入酒精30克以上者随饮酒量的增加血压显著升高，心血管疾病风险明显上升。到目前为止，适量饮酒对心血管系统保护作用及机制尚待深入研究证实。目前认为，可能是酒精本身的作用，也可能与葡萄酒中含有多种植物化学物质有关，如多酚、白藜芦醇、原花青素、鞣酸等物质有关，这些物质具有抑制血小板的凝集，防止血栓形成的作用。但是，越来越多的研究在尝试挑战适量饮酒有益心脏的观点。2018 年发表的一项汇总分析纳入了 56 项流行病学研究，目的是研究饮酒量和冠心病之间的关系。然而，不像过去那些探讨这个问题的那些数不清的不确定的观察性研究，研究者尝试了一种新的研究方法：孟德尔随机化试验（Mendelian randomization）。该研究发现，即使少量饮酒也会增加冠心病的风险。研究者认为，他们的研究可以理解为，不要为了保护心脏去喝酒，另一方面，如果你确实喝酒，但又很担心你的心血管风险，那就减少你的饮酒量吧，不管你原来喝多少。2018 年 8 月，顶级医学期刊柳叶刀在线发布了全球疾病负担研究（Global Burden of Disease Study, GBD）的最新分析数据，聚焦 195 个国家 / 地区的饮酒所致疾病负担。该研究样本量 2800 万人，是迄今为止关于饮酒研究中最大的，综合了全世界数百项队列研究提供的大量数据，在分析全球人口的死亡率、死因和各种疾病的影响方面意义重大。数据分析显示，在全球每年因各种原因死去的 3200 多万人中，喝酒直接导致了 280 万人的死亡，是第七大致死和致残因素！而在 15~49 岁人群中，近 10% 的死亡归因于饮酒。该研究表明，少量饮酒的有益作用只体现在部分心血管疾病中，而在内分泌疾病、肝脏疾病和肿瘤方面的研究中，无论量多少，饮酒都是彻头彻尾的有害因素。因此，即使对心血管有一定保护作用，饮酒都会对其他器官造成损害。所以，最安全的饮酒量是 0，即不饮酒。有种说法是"酒能扩张血管"，其实喝了酒后扩张的只是皮肤表面的血管，与心脑血管无益。心脑血管疾病患者饮酒过量，易产生心跳加速，血压升高，诱发心力衰竭和脑溢血。

面对快节奏的生活和紧张的工作，饮酒也是一种消遣方式。但是这些都不能成为过量饮酒损害健康的理由。为了自己和他人的健康，为了彼此的幸福，饮酒一定要有节制，这种节制不能以醉酒为界，而是要以不损害健康为限。应当清楚，每次大量饮酒以致醉酒，都是对健康特别是对肝脏的严重损害。因此，一定要倡导文明饮酒，不提倡过度劝酒，切忌一醉方休或借酒浇愁的不良饮酒习惯。如要饮酒也尽量少喝，最好是饮用低度酒（如啤酒、葡萄酒或黄酒），并限制在适当的饮酒量内。喜欢喝白酒的人要尽可能选择低度白酒，忌空腹饮酒，摄入一定量食物可减少对酒精的吸收；饮酒时不宜同时饮碳酸饮料，因其能加速酒精的吸收；高血脂、高血压、冠心病等患者应忌酒。综合考虑过量饮酒对健康的损害作用和适量饮酒的可能健康效益，以及其他国家对成年人饮酒的限量值，中国营养学会建议的成年人适量饮酒的限量值是成年男性一天饮用酒的酒精量不超过 25 克，成年女性一天饮用酒的酒精量不超过 15 克。折算成各种酒类，就是要记住"四个一"：每天喝白酒不超过 1 两，红酒黄酒不超过 1 杯，啤酒不超过 1 瓶，每天只能喝一种酒（就是不要喝混酒）。对个人反应来讲，感觉愉快轻松为适量，喝到头晕或表现兴奋即为过量；舌头打嘟噜，腿脚不听使唤就是中毒了。如果确实喝多了，最好解酒的办法就是大量喝水，通过排尿排出一部分的酒精，也可以试着喝点蜂蜜水、酸奶、西红柿汁等来缓解症状。

虽然少量饮酒可能对一部分心血管患者有好处，但是，适度体力活动、维持健康体重、戒烟等已证实是可以更有效预防心血管疾病，且不存在饮酒过量的各种副作用。因此，不建议任何人出于预防心脏病的考虑开始饮酒或频繁饮酒。

（高键）

No. 1656818

处方笺

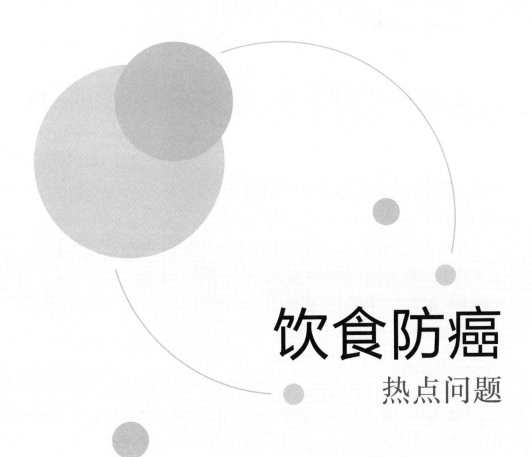

饮食防癌
热点问题

医师： _____

临床名医的心血之作……

7个饮食习惯宜致癌，这里有10条防癌建议

膳食模式、食物和饮食习惯等与癌症的发生发展关系密切相关。大多数癌症（80%~90%）是由体外环境因素造成，其中30%~40%的癌症，尤其是消化道肿瘤，与饮食有直接联系。研究已经发现许多食物中的物质与癌症发展有关，包括食品添加物、烹调方式、食物的保存方法、环境污染物质与药物残留经过食物进入体内。那么，究竟哪些饮食习惯会导致癌症的发生呢?

高热量饮食

热量摄入过多，易导致超重，而超重人群患结直肠癌的概率比正常人高，据报道，当热量摄入从2700千卡/天增至3900千卡/天时，结直肠癌的发生率可上升两倍多。若同时摄入较多脂肪和动物蛋白，则发生率更高。这与肠道中胆汁酸在体内经酶转化为致癌物——甲基胆蒽有关。

膳食结构

饮食结构中，脂肪、碳水化合物摄入比例不合理，也可能会导致某些肿瘤发病率上升。如碳水化合物和食盐摄入过量可腐蚀胃黏

膜，破坏胃黏膜屏障，易导致胃癌，高脂肪膳食会促发乳腺癌、结直肠癌和胰腺癌。超 10% 的结直肠癌与低纤维饮食有关，研究发现，当食用膳食纤维量为 28%（非常高水平）和 15%（高水平）时，大肠癌的发生率很低，当摄入膳食纤维量为 5%（低水平）时，则发生率很高。

进食习惯

进食时速度过快、进食温度过高导致食管反复损伤，易导致食管癌的发生。长期食用过热食物或饮料后，可能会经常烫伤口腔和食道黏膜，而这些反复对食道的刺激、损伤，会引起食管黏膜的慢性炎症反应，从而增加了食道癌变的风险。

暴饮暴食、三餐不定这些不良进食习惯也会造成食管黏膜的理化刺激、机械性胃黏膜损伤、胃液分泌紊乱等，从而会增加上消化系统肿瘤的发病率。

烹调方式

煎炸、熏烤等烹调方式会促使多环芳烃、N- 亚硝基化合物及杂环胺类化合物等多种致癌物质生成。食品在熏烤过程中会产生大量的多环芳烃化合物，其中含有苯并芘等强致癌物质，它可渗透至整个食品。熏烤过程中，蛋白质在高温下，尤其在烤焦时会分解产生致癌的成分。

贮存不当

蔬菜、鲜肉腌制保存或长时间存放均会产生亚硝酸盐，肉类及鱼类在腌制过程中，蛋白质会形成胺类、酰胺类化合物，再与亚硝基化合物发生反应，最终生成具有致突变与致癌的 N- 亚硝基类化合物，会导致消化系统癌症。

花生、玉米等在贮存过程中易被黄曲霉毒素污染，可导致肝癌的发生。

吸烟

吸烟是引起癌症发生的最危险分子，最新研究表明，19% 的癌症病例、约 29% 的死亡病例都与吸烟有关。从吸烟者吐出的烟雾中含有 3500 种化合物，其中 55 种被国际癌症研究所（IARC）确定为致癌物。

饮酒

很多研究和跟踪调查发现，酒精不只是和肝癌有密切联系，还会增加上消化道 / 呼吸道癌症、肺癌、女性乳腺癌、结直肠肿瘤以及泌尿系统肿瘤等的发生风险，酒精本身不是一种直接致癌物质，然而它的代谢产物乙醛和活性氧簇（ROS）可以促进癌症的发展，并且其促癌机制因癌症种类不同而不同。

饮食防癌建议

世界癌症研究基金会（WCRF）指出，大约 1/3 的常见癌症可通过调整饮食习惯、控制体重和加强运动来预防，并且持续更新项目总结了饮食、体重和运动与癌症预防的最新证据，并给出了一些总结和建议：

（1）保持健康体重：在健康体重范围内尽可能瘦（18.5 ≤ BMI ≤ 23.9）。

（2）多运动：每天至少运动

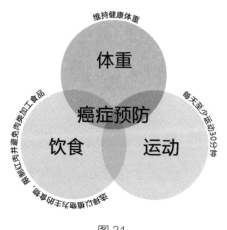

图 31

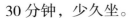

30分钟，少久坐。

（3）少吃高热量食物和含糖饮料，尤其少吃高脂、高糖、低纤维的加工食品。

（4）多吃全谷物、蔬菜、水果和豆类。

（5）限制红肉摄入，避免吃加工肉类：每周吃红肉不超过一斤，加工肉类越少吃越好。

（6）为了预防癌症，不要饮酒。

（7）少吃盐，避免吃发霉的谷物：每天吃盐不超过6克，少吃用盐加工的食品。

（8）为了预防癌症，不要吃各类补充剂：预防癌症要吃健康的饮食，而不是补充剂。

（9）如果可以，尽量母乳喂养，哺乳至少6个月。

（10）癌症幸存者要遵从上述癌症预防建议。

（吴焱）

"抗癌食物" 不是多多益善

抗癌的明星食物有很多，例如芦笋、西蓝花、番茄、洋葱、大蒜、红薯、薏苡仁、黄玉米、芋芳等等。这些是健康食物，但是有的肿瘤患者刚刚做完手术，体质还很虚弱，三餐饭都不能好好吃，就开始吃红薯、山药、糙米、黄玉米、芋头，每天吃，顿顿吃，这样不仅容易造成胃肠道的负担重，还很容易出现营养不良，贫血，虚弱乏力。

合理营养是抗癌的基础

用什么来抗癌？不能完全依靠这些所谓的"抗癌食物"。研究认为，能量不足及蛋白质、脂肪酸和维生素（E、C、A、B$_6$）以及微量元素（锌、铁和硒）等营养素的缺乏，将影响免疫细胞的合成和功能代谢，严重损害肌体的免疫功能。因此，在抗癌治疗过程中，营养不良的患者易出现感染性并发症，放化疗者更为明显。严重营养不良患者的免疫抑制导致残存癌细胞不可控性增殖和转移，这是影响癌症术后远期生存的重要因素。由此可见，要改善营养不良的癌症患者免疫功能，合理营养是关键。

均衡饮食是总原则

建议肿瘤患者每天的饮食：谷类和薯类，成年人每天摄入200~400克为宜，在胃肠道功能正常的情况下，注意粗细搭配。适当多吃鱼、禽肉、蛋类动物性食物，减少红肉摄入。对于放疗、化疗后胃肠道损伤的患者，推荐制作软烂细碎的动物性食品，如肉圆、肉泥、肉末、鱼圆、鱼肉泥、鱼肉末、虾圆、虾肉泥等。豆制品，50~100克/天。

"抗癌食物"锦上添花

肿瘤康复期，在患者胃肠道功能正常、饮食正常、体重正常的情况下，可以选择性地吃一些"抗癌食物"，特别是绿色蔬菜、新鲜水果和绿茶等。"抗癌食物"的品种和数量都应从少到多慢慢增加，以患者胃肠道消化吸收功能可以适应为度。

如果因为化疗、放疗，或疼痛、恶心、呕吐、腹泻、失眠、焦虑等导致肿瘤患者进食减少、代谢增加以及肌体消耗，就要寻求专业营养医师的指导和帮助，首要的是鼓励患者每天吃一日三餐，在吃进去的能量不能满足需要时就要及时增加口服营养补充（ONS）。肿瘤患者中有相当大的一部分人需要补充"ONS"，这一点应该引起医师、患者和家属的高度关注。肿瘤患者看营养门诊很有必要。

在平衡膳食的前提下，还要注意补充水分。男性最少1700毫升/天，女性最少1500毫升/天，尿量维持在1000~2000毫升。厌食的患者、消化道肿瘤手术后、老年肿瘤患者等会有水供给不足的情况，水化不足也会影响营养素的整体利用。

（徐丹凤　孙建琴）

营养，恶性肿瘤治疗中不可忽视的后盾

肿瘤患者死亡的最常见原因是营养不良和恶液质，恶性肿瘤患者容易出现营养不良原因有：①肿瘤属于消耗性疾病，长期的高代谢状态、营养物质代谢障碍和肿瘤代谢因子的干扰使患者出现营养不良的概率大大增加。②恶性肿瘤的常见治疗方式，如手术（割）、化疗（毒）、放疗（烧）都对肌体创伤很大，严重影响患者的进食，患者易出现厌食、进食困难和消化道摄取不足，进而易出现营养不良。③很多患者道听途说，对这也"忌口"，那也"忌口"，结果是什么都不敢吃而导致营养不良。④很多患者担心营养丰富会为肿瘤的生长提供更多养分，就错误地采取饥饿的办法，想把肿瘤细胞"饿死"，从而导致营养不良。营养不良会损害肌体脏器功能、削弱免疫力、降低对放化疗的耐受性，使放化疗的毒性反应和不良反应增大，增加手术的并发症率、感染率和死亡率，从而不利于恶性肿瘤的治疗。

建议肿瘤患者多摄入的食物：在保证患者膳食结构合理、营养素摄入平衡的前提下，适量多食用一些具有防癌、抗癌作用的食物，对患者可能有一定的益处：菇类（如香菇、冬菇、金针菇等）、木耳类（银耳、黑木耳）、乳类、豆制品、蔬菜（特别是葱类、大蒜、萝卜、胡萝卜、莼菜、菠菜、甘蓝、南瓜、莴笋、茄子）、水果（苹果、无花果、大枣）、绿茶。

恶性肿瘤患者营养补充的一些误区

营养补充是否需忌口？

肿瘤患者是否必须忌口，历来存在很多争论。在以往很长一段时期内，中医的忌口主要是针对"热病"而言的。热病一般是指急性传染病、炎症疾病和许多有发热症状的疾病，这些疾病需要忌口是与当时缺乏有效的治疗手段有关。现在，这些疾病已经可以通过有效的抗生素来治疗，故对这类疾病不再强调忌口。还有很多忌口是与哮喘、荨麻疹等过敏性疾患有关，这些疾病患者确实不能吃会引发过敏的食物。但是，肿瘤并不属于需要严格忌口的疾病。许多的肿瘤患者（很多已不是早期肿瘤），手术或放化疗后并未忌口，在食谱中鸡、鱼、虾、海鲜也未禁绝，有的还吃羊肉、兔肉、狗肉、牛肉，均未见肿瘤因此而复发。在临床实践中，并没有因忌口不严，导致肿瘤病情复发、恶化的病例，将复发和转移归于忌口不严没有科学根据。相反却有许多患者因为严格忌口导致食物种类严重受限，造成营养不均衡和营养不良，不能耐受放疗和化疗，使治疗被迫中断。所以，肿瘤患者不应盲目忌口。对肿瘤患者来说，只要饮食结构合理，则食物种类多样化有益，严格限制饮食不利。

"发物"是什么？

"发物"是一个典型的民间说法，其不但没有得到现代医学的认可，在权威医学教科书和报刊上，也找不到其确切的定义，就是在中医学书籍里也难以找到明确而统一的说法。到底哪些食物属于"发物"，各地说法不一，各人说法也不同，甚至一人一个说法，而且常常互相矛盾。因无确切依据，所以，我们根本无法分辨每个说法的对错，结果造成很多人"宁可信其有，不可信其无"，把所有

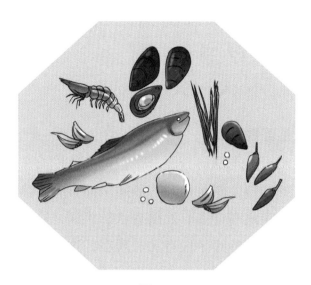

图 32

的说法都照单全收，且互相累加，形成一个长长的"发物"名单：鸡、鸡蛋、牛肉、牛奶、各种鱼虾等大部分动物性食物都赫然在列，把优质蛋白质主要来源的动物性食物都当作发物而禁食，结果造成肿瘤患者营养状况日趋恶化，对治疗康复不利。

（高键）

恶性肿瘤患者常见症状的营养指导

针对恶性肿瘤患者常见的症状给予有针对性的指导，通过合理调配饮食来改善患者全身营养状况，可以提高患者对手术、化疗、放疗的耐受性，增强治癌效果。

便秘

建议每日食用 1~2 餐粗粮：用加入小米、玉米、薏苡仁、高粱米做成的杂粮饭来代替白米饭，用加入赤豆、绿豆、芸豆做成的八宝粥来代替白米粥，也可以用红薯、土豆、芋头等薯类食物代替部分主食。多吃膳食纤维含量高的蔬菜水果，如胡萝卜、芹菜、茭白、竹笋、大白菜、莴笋、菌菇类、桃、火龙果、苹果、菠萝等。每天饮用 6~8 杯水，不能等到渴了的时候再喝水。同时要养成定时排便的习惯。

恶心呕吐

恶心、呕吐明显时，应以进食温和、无刺激食物为主。可多吃些以碳水化合物为主的食物，如饼干、面包、馒头等，避免太油腻或太甜。化疗前 2 小时应避免进食，吃饭要先干后稀，吃饭时不喝

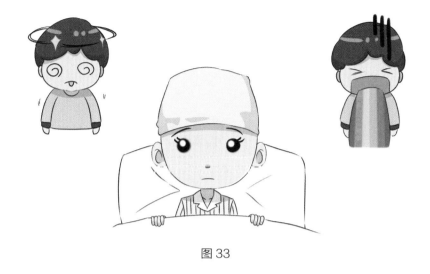

图 33

水不喝汤，细嚼慢咽。饭后 1 小时内不要平卧，可以散步。起床前后或运动前建议吃干的食物，避免冷热食物的刺激。生姜片咀嚼含咽或生姜煮汤食用具有较好的止吐作用。对于恶心呕吐严重的患者，要耐心说服并鼓励其要尽量多吃，不要害怕吃后呕吐，应吐后继续吃。吃一口算一口，多吃一口食物，就能多获得一口食物的营养！多增加一分抵抗疾病的物质力量！

口腔溃疡

化疗可造成肌体免疫力降低，口腔自洁作用减弱，口腔细菌大量繁殖，使口腔黏膜破损形成溃疡。应避免食用太热、酸性太强，或粗糙、生硬、刺激性食物与饮料，如浓咖啡、辣椒等。食物和饮料以室温为宜，细嚼慢咽。进食后用温水或漱口水漱口，每天刷牙3 次。

厌食

厌食为肿瘤患者最常见的消化系统表现。恶性肿瘤生长过程中的毒素作用，放化疗造成的暂时性味觉改变，都会使患者产生厌食症状。患者应少量多餐，鼓励患者在早餐多进食（因为一般清晨反应最轻）。化疗期间患者进食应适量，口味宜清淡，加强营养可在化疗反应过去之后进行。增加酸甜口味食物（如酸梅汤、果汁、酸奶等）常可刺激食欲；吃一些清淡爽口的生拌凉菜和水果，常具有明显的开胃作用；还可适当增加醋、茄汁等调味品。若患者厌油腻荤腥，可换蛋白质含量丰富的非肉类食物，如奶酪、鸡蛋饼、咸鸭蛋等。

口干

化疗后期常出现口腔黏膜发炎，使喉部有灼热感，引起口干。可多吃一些滋阴生津的甘凉食物，如绿豆汤、冬瓜汤、西瓜、梨等。改善口干的方法：经常漱口，保持口腔湿润；每天至少喝2000毫升水，淡茶水和柠檬汁有助于降低口干的感觉；室内保持一定的湿度；食物可制成果冻、肉泥冻，亦可和肉汁、肉汤一起进食，有助于吞咽。

（高键）

食管癌患者的营养管理

食管癌是指从下咽到食管与胃结合的区间段，发生于食管上皮细胞的恶性肿瘤，主要分为食管鳞癌和腺癌两大类。食管鳞癌是食管鳞状细胞分化的恶性上皮性肿瘤，而后者起源于食管下三分之一巴雷特黏膜的腺管状分化的恶性上皮性肿瘤。一般认为，食管癌的诱因与亚硝胺类化合物、霉菌、不良饮食习惯、遗传等因素有关，主要症状为进行性吞咽困难、胸骨后疼痛、嗳气、进食后有梗噎感等。

食管癌是我国最常见的恶性肿瘤之一，由于受到食管肿瘤局部梗阻和破坏、肿瘤细胞代谢异常引起的全身反应，以及抗肿瘤治疗并发症的影响，所以食管癌也是营养不良发生率最高的恶性肿瘤。营养不良会降低食管癌细胞对放化疗的敏感性，增加患者的不良反应，延缓身体康复，延长住院时间，增加医疗费用，降低患者治疗疗效和生活质量。因此，如何做好食管癌患者的营养支持对患者具有重要意义。

吞咽困难是食管癌的一个突出症状，也是食管癌患者在饮食方面面临的一个严重问题。食管癌患者的吞咽困难，大多数是逐渐发生的，并进行性加重。开始是进食较干燥的食物时有梗噎感，逐渐加重，发展到吃软食、流质时都有困难，最后出现喝液体都十分困难。对存在中－重度吞咽困难、严重放化疗食管黏膜炎等高危因素影响经口进食的患者推荐管饲营养。管饲分为两大类：一类是经鼻安置导管，导管远端可放置在胃、十二指肠或空肠中；二是经皮造瘘安置导管，包括微创（内镜协助）和外科手术下各类造瘘技术。经鼻置管是最常用的管饲途径，具有无创、简便、经济等优点，但经鼻管饲仅适用于管饲时间短于 4 周的食管癌患者。对于非手术而需长期（≥ 4 周）进行肠内营养的肿瘤患者，则要考虑使用非外科造瘘技术，如经皮内镜下胃造瘘术（PEG）建立营养通路。

围手术期间的营养治疗

术前如患者存在以下情况之一，即 6 个月内体重减轻 ≥ 10%，BMI<18.5 千克 / 米^2，以及主观全面评定法（SGA）C 级或无肝肾功能障碍情况下血清白蛋白含量低于 30 克 / 升，手术前应进行 7~14 天的营养治疗。可通过口服肠内营养制剂进行营养补充，改善患者营养情况，降低术后感染。

术后早期给予肠内营养，可逐步改善患者的营养相关指标。可遵循"循序渐进，少量多餐"的原则，术后开始进食时，一般只能喝清流质，1~2 天后尝试流质，2~3 天后过渡到半流质，约 1~2 周后软食，约 3 个月以后普食。

流质饮食多成液体状，没有食物残渣，极易消化，流质饮食要每天少食多餐，但仍不能满足每天营养素和热量的需要，故只宜短期使用，如牛奶、米汤、豆浆加糖喂饮，鸡蛋汤或蛋羹等，新鲜的水果汁、菜汁加糖，但水果汁、菜汁要注意去渣。开始流质时每餐由 50 毫升开始，耐受后逐步增至 150~200 毫升每日 6~8 餐。在流质、半流质饮食阶段，营养摄入不足的部分可口服肠内营养补充或肠外营养补充。

半流质饮食可以食用米粥、面条、面片、馄饨、藕粉、饼干等，只能食用少量瘦、嫩、筋少的猪肉、牛肉或羊肉，并且一定要剁碎煮烂，或先炖烂再切碎，与肝泥、菜泥拌在上述主食中喂食，也可食用蛋羹和各种乳制品、豆浆、豆腐脑等。

软食以馒头、面包、饺子等面食为主，选用鸡胸脯、里脊等较嫩的肉做菜；鱼肉、虾肉、肝泥都可食用，可以用肉末做成松软的丸子或肉饼；蛋类油炸以外的各种烹调方法均可；蔬菜应切碎煮烂，不应食用拌菜或粗纤维较多的蔬菜；食用水果应去皮，香蕉、橘子、苹果、梨均可食用。

从胃管注入混合流质饮食：如果食道癌患者胃肠道功能正常，只是经口进食困难，不能吞咽，可采用鼻饲法进食，鼻饲食品以低脂无纤维的乳类最为理想，加入多糖蛋白质、无机盐和各种维生素，鼻饲饮食通常由医院提供，一般要制作精细，温度适宜，无渣，营养相对齐全，比例合适的流体状食物，每天鼻饲摄入的总热量应该是基础代谢的 1.2~1.5 倍。

放疗期间的营养治疗

食管癌患者常有并发症，如唾液减少，喉咙痛，放疗期间口腔黏膜炎，引起不同程度的营养不良，放疗耐受性下降，不利于患者放疗治疗和康复。少吃多餐，3~5 餐/天，5 餐的食量比例分别为2∶3∶1∶3∶1，可以根据患者自身的饮食特点配制膳食，促使患者主动进食。如果患者受到严重的放射性食管炎等并发症影响无法进食，需要给予管饲营养液，确保营养摄入量满足身体的需要，以提高患者的治疗耐受性，增强抵抗力，促进食管黏膜修复，减少放射性食管损伤，从而减轻患者痛苦，提高治疗效果和生存质量。

化疗期间的营养治疗

各种化疗药物都会引起患者不同程度的食欲减退、恶心、呕吐、口腔炎、腹胀、腹泻及便秘等，从而使患者的营养状况恶化。建议患者在化疗前 2 小时内避免进食，在治疗后以少量多餐的方式进食，必要时可给予止吐药。同时给患者创造良好的、舒适的进食环境，减轻患者的不良反应。出现化疗不良反应后，应对症处理。

食欲下降时，可少量多餐，并注意进食时少喝水 / 汤，以避免过早产生饱腹感。患者不宜长久坐卧不动，应保持适当体力活动。

腹泻时，可多喝温水，不喝冰镇或滚烫的饮品，不吃辛辣刺激、油腻煎炸、过分甜腻的食物。除酸奶外，要减少其他奶制品。少吃容易胀气的食物，如碳酸饮料、口香糖、豆类等。同时，多摄入富含钠、钾的食物，如橙汁、带皮的土豆以及香蕉。

便秘时，在肠道无梗阻的情况下，可多食富含膳食纤维的食物，如蔬菜、水果、全谷物面包、豆制品。可每天定时做腹部按摩，适当增加活动量，促进肠道蠕动。不要吃口香糖、碳酸饮料，这会造成过多空气进入肠道，引起腹胀。

对进食量少、恶心、呕吐等大部分食管癌患者，通过周围静脉和深静脉置管途径，输入患者体内所需的全部营养素和热量，包括人体每日所需的全部必需氨基酸和非必需氨基酸、必需脂肪酸、维生素、电解质和微量元素。采用的中心静脉输液能连续均匀地输入肌体所需的全部营养物质，不受患者食欲和消化功能的影响，使患者在不进食的条件下维持体内的新陈代谢，保护重要生命器官，减少分解代谢，使患者的营养不良状况有明显好转，从而能够耐受化疗。

康复期的营养治疗

应尽量避免油腻、粗硬、过冷、过热以及刺激性食物，选择新鲜、干净的食物原料，注重食品卫生。术后 1 年内食物应细软好消化，适宜的食物包括：软饭、面条、花卷、鸡蛋羹、炖肉、酸奶、细软的蔬菜、水果等。恢复正常进食后应注意膳食平衡，食物的选择要多样化，并适当增加蛋白质丰富的食物如蛋类、瘦肉类、鱼虾类、牛奶等的摄入量。

（汪琼　吴焱）

结直肠癌患者的营养管理

结直肠癌是一种"富贵病",早期结直肠癌多见于发达国家,在我国并不多见,但近些年由于生活水平大幅提高,国民生活和饮食习惯的西化,结直肠癌一跃成为我国第三高发的恶性肿瘤,且其发病率每年递增约4%,是危害中国人健康的最常见恶性肿瘤之一。

结直肠癌的发生是饮食、环境、生活方式和遗传因素共同作用的结果。大量研究证实,超重／肥胖、膳食结构不合理(缺乏蔬菜水果、经常食用红肉和加工肉类)、过量饮酒、缺少体育锻炼、久坐、吸烟以及遗传因素是结直肠癌发病的高危因素,其中饮食因素是至关重要的危险因素。高脂肪、高蛋白、低膳食纤维的饮食结构,加上运动量过少,导致肠道蠕动速度减缓,容易发生便秘。另外,摄入过多高脂肪食物还会增加肠道内胆汁酸分泌,对肠道黏膜形成刺激和损害。身体长期处于这种刺激和损害中,就容易诱发结直肠癌。

目前,对结直肠癌患者术前营养状况的调查发现,有50%的患者术前已出现体重丢失,约20%的患者术前存在营养不良;并且体重明显丢失(>3千克)患者病死率较体重丢失不明显组上升2倍。因此,对于结直肠癌患者尤其是已经出现营养不良的患者,需要给予科学规范的营养治疗。

如何给予结直肠癌患者充足的营养?

日常饮食:推荐符合中国居民平衡膳食餐盘的饮食摄入,可将食物制细制软。

（1）以下患者需要进行专业营养支持:预期不能进食 ≥ 7 天,持续或 >10 天能量摄入不足 60%,伴有严重黏膜炎或放射性肠炎,已有体重下降的患者。

（2）专业营养支持途径:口服营养补充——高能量密度食品（黄油、干果、奶酪、蜂蜜等）、肠内营养制剂（肿瘤型、高能型、糖尿病型、短肽型、免疫型等）、肠外营养制剂（放化疗毒副反应严重,不能正常进食的晚期肿瘤患者）。

结直肠癌术后患者,饮食需要注意什么?结直肠癌患者,术后等到排气后可开始进食。由清流食向软食、普通饮食逐步过渡,术后 2~4 周避免摄入高膳食纤维、高甜味高糖食物,限制摄入容易产气的食物。

（3）清流食（排气后 1~2 天,每 3~4 小时摄入 200~250 毫升）:稀藕粉、稀杏仁露、无油清汤、过滤果汁、蔬菜汁、米汤、嫩蛋羹。

（4）易于消化食物（清流食适应良好后添加）高蛋白食物:牛

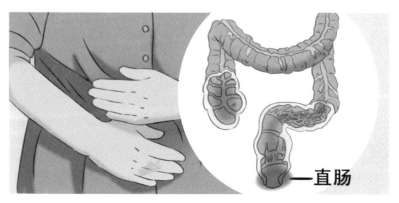

图 34

奶浓汤、肉泥丸子、鱼片、各类炖菜、鸡蛋羹。粮谷类食物：烂面条、疙瘩汤、米糊、藕粉、白面包片、肉粥、菜粥。水果和蔬菜：菜泥、果泥、土豆泥。饮料和甜点：蜂蜜、奶昔、蛋糕、甜点心。可尝试的增稠产品：红薯淀粉、面粉、玉米淀粉和商业增稠剂（用来将流食增稠）。其他：自制或工业匀浆膳、肠内营养制剂。

（5）软食及普通饮食尽量少量多餐，根据耐受程度逐步添加食物，避免高脂、油腻或过度油炸食物，避免易产气的食物，这类食物通常含有较多可作为细菌养分的果糖或多糖，如各种奶类，未加工豆类、红薯、芋头、土豆等。

结直肠癌放化疗患者，饮食需要注意什么？

1. 放疗

肠道放疗患者易伴发放射性肠炎，急性期应尽量避免油腻、高纤维（如玉米、大麦豆类、芹菜），产气多的蔬果（洋葱、笋、萝卜、韭菜等），刺激性食物及碳酸饮料等。可进食含粗纤维较少的蔬菜，如去皮番茄、煮熟的生菜、土豆等。

2. 化疗

化疗期间，患者易伴有恶心、呕吐、食欲下降、腹痛、腹泻等化疗副反应，应该及时调整饮食结构。避免进食加重呕吐与导致腹泻的食物，如香蕉、核桃等含油脂较多的坚果类等。可适当增加优质蛋白质的摄入，如奶类、瘦肉、鱼等，有助于白细胞的升高。

3. 靶向治疗

对于接受靶向药物治疗的患者，西柚、石榴、杨桃是禁忌。这些水果中含有的呋喃香豆素、柚苷和类黄酮化合物柑橘素会影响大部分口服药物的代谢，使其不能及时被排出体外，药物长时间停留在血液系统中剂量过高，会引起副作用。

（徐柳青　吴焱）